Allgeier   Die Enzym-Therapie

Kurt Allgeier

DIE ENZYM-THERAPIE

**Ein neuer Weg,
gesund und jung zu bleiben**

Econ Verlag
Düsseldorf · Wien

Grafiken: Ralph Taubenberger

Neuauflage 1981
Copyright © 1978 by Econ Verlag GmbH, Düsseldorf und Wien. Alle
Rechte der Verbreitung, auch durch Film, Funk, Fernsehen, fotomechani-
sche Wiedergabe, Tonträger jeder Art, auszugsweisen Nachdruck oder
Einspeicherung und Rückgewinnung in Datenverarbeitungsanlagen aller
Art, sind vorbehalten.
Gesetzt aus der Helvetica der Linotype GmbH
Satz: Dörlemann-Satz, Lemförde
Papier: Papierfabrik Schleipen GmbH, Bad Dürkheim
Druck und Bindearbeiten: Ebner Ulm
Printed in Germany
ISBN 3 430 11044 0

Inhalt

bar · Offene Beine, Schaufensterkrankheit, Krampfadern

Vorwort

Die Anwendung von Enzymen in der Medizin hat eine sehr rasche, ja eine geradezu explosionsartige Entwicklung genommen.

Besonders die Behandlung von Verdauungsstörungen, von entzündlichen und von traumatischen Prozessen wurde durch die Einführung der Enzymtherapie erheblich beeinflußt und verbessert.

Auch in der Bekämpfung verschiedener Viruserkrankungen – einem Gebiet, auf dem der medizinischen Forschung bisher nicht allzuviel Erfolg beschieden war – stellt die Enzymbehandlung einen erheblichen Fortschritt dar.

Vor allem die Enzymbehandlung von Thrombosen und Embolien, die erst seit wenigen Jahren angewendet wird, kann als eine sehr bedeutende Entdeckung bezeichnet werden. Die Enzymbehandlung hat bei einem großen Prozentsatz von Patienten mit lebensbedrohlichen Thromben zu einer vollständigen Heilung geführt. Der Behandlung von Gefäßerkrankungen steht damit ein völlig neuer Weg offen.

Die sicherlich wichtigsten Gebiete der Enzymbehandlung sind jedoch die Alterserkrankungen und die Bekämpfung des Krebses. Die aus der jüngsten Literatur bekanntgewordenen Ergebnisse sowie eigene Erfolge stimmen hoffnungsvoll und sind zukunftsweisend. So erwarte ich für die Zukunft bei diesen schweren Erkrankungen – bei denen ein Behandlungserfolg mit den bisherigen Methoden nur in geringem Umfang gegeben war – einen Erfolgsdurchbruch der Enzymbehandlung.

Deshalb erscheint es wichtig und notwendig, daß auch die breite Öffentlichkeit und vor allem auch der betroffene Patient von den Möglichkeiten dieser neuen Behandlung erfahren. Der Patient lernt die medizinischen, biochemischen und pharmakologischen Zusammenhänge verstehen und entwickelt dadurch ein sinnvolles Vertrauen zur Enzymbehandlung. Besonders zu betonen ist, daß die Enzymbehandlung – trotz großer Wirksamkeit – offensichtlich frei von unangenehmen oder schädlichen Auswirkungen für den Patienten ist.

Dem Autor ist es in diesem Buch gelungen, die wichtigsten Bereiche der Enzymbehandlung in ausgewogener Weise leicht verständlich und wirklichkeitsnah darzustellen und das Interesse des Lesers zu wecken.

Dr. Ottokar Freiherr von Rokitansky
Facharzt für Chirurgie, Wien

1. Kapitel
Das wahre »Elixier« ist gefunden

Die Meldungen über Enzyme häufen sich. Sie klingen wie Passagen aus einem »Science-fiction«-Roman:

Antikrebs-Pille in Sicht. »Wer stark raucht und trotzdem vom Lungenkrebs (Bronchialkrebs) verschont bleibt, hat nicht einfach Glück gehabt. Vielmehr besitzt sein Körper ein Enzym, das die krebserregenden Inhaltsstoffe des Tabakrauches unschädlich macht. Deutsche Krebsforscher sind diesem Enzym unmittelbar auf der Spur. Vermutlich wird es vererbt. Sobald es gefunden ist, kann jeder Raucher vorsorglich eine rezeptfreie und völlig unschädliche Pille einnehmen, um dann seine Zigarette guten Gewissens genießen zu können . . .«

Enzym macht Nervengas unwirksam. »Wissenschaftler sehen überraschend eine Möglichkeit, ein brauchbares Gegenmittel gegen Nervengas und selbst so tödliche Insektizide wie E 605 zu schaffen: Tintenfische besitzen ein Enzym, das diese Eigenschaft besitzt. Das entdeckte der amerikanische Biochemiker und Tintenfischforscher Francis C. G. Hoskin. Spritzt man den Tintenfischen größere Mengen Nervengas ein, dann werden sie so sehr von Krämpfen geschüttelt, daß sie zu hüpfen scheinen. Dabei geben sie ›Tinte‹ ab. Aber nach etwa zehn bis 20 Minuten hat ihr Körper das Gift bereits abgebaut, und die Tintenfische verhalten sich wieder, als wäre nichts gewesen. Sobald es gelungen sein wird, das entgiftende Enzym zu isolieren, ist ein wirksames Mittel gegen DFP, Tabun und viele andere hochgiftige Chemikalien gefunden . . .«

Schwerer Sturz blieb ohne Folgen. »Die ebenso berühmte wie hübsche Schauspielerin Evelyn Boyer (19) stürzte bei Außenaufnahmen zu einem Film eine Betontreppe hinunter und mußte mit völlig zerschlagenem Gesicht sofort ins Krankenhaus eingeliefert werden. Die Dreharbeiten erfuhren trotzdem keinen Aufschub, denn zum Erstaunen aller Beteiligten erschien die Künstlerin bereits am nächsten Morgen wieder im Studio. Außer einer drei Zentimeter großen Platzwunde an der Augenbraue, waren keinerlei Anzeichen des schweren Sturzes mehr zu sehen. Evelyn verriet das ›Wundermittel‹, dem sie die rasche Heilung verdankt: Enzyme . . .«

Enzyme. Die Schlagzeilen um dieses neue »Wundermittel« häufen sich. Und obwohl die Enzymtherapie noch ganz am Anfang steht, kann sie bereits über Erfolge berichten, die tatsächlich ans Wunderbare grenzen.

Warum müssen Fußballspieler nach schlimmen Verletzungen nicht wie »normale Sterbliche« monatelang im Bett liegen oder an Krücken herumhumpeln, sondern können bereits nach 14 Tagen wieder unbehindert spielen?

Das Schlüsselwort heißt Enzyme. Und diese Medikamente sind nicht nur Sportlern zugänglich und auch keineswegs unerschwinglich teuer. Man benötigt für diese Medikamente nicht einmal ein Rezept, denn sie enthalten keinerlei gefährliche oder schädigende Bestandteile. Jeder kann sie anwenden. Jeder sollte sie eigentlich bei sich tragen, um sie im Ernstfall sofort zur Hand zu haben.

Unverständlicherweise werden heute noch immer die meisten Verletzungen, etwa Bluterguß, Prellungen, Verstauchungen und Zerrungen hingenommen, als gäbe es nur ein Mittel sie zu heilen: Die Zeit.

Man wartet ab, bis sich die blauen Flecken wunderlich verfärben und schließlich verschwinden. Man erträgt Schmerzen und Behinderungen wie ein unvermeidbares Schicksal. Bestenfalls legt man unmittelbar nach dem Unfall ein Eissäckchen auf die verletzte Stelle auf.

Dabei gibt es seit Jahren ein millionenfach erprobtes Mittel, um Schwellungen rascher abzubauen, die Blutergüsse schneller aufzulösen und Schmerzen zu beseitigen: Enzyme. Nimmt man unmittelbar nach solchen Blessuren sofort einige Dragees, dann kommt es erst gar nicht zu den Schäden und Beschwerden, oder sie treten zumindest in stark verminderter Form auf.

Viele Bundesliga-Fußballer verwenden Enzyme vorbeugend, damit die bösen Folgen des Kampfspiels vermieden werden.

In manchen Ländern sind Amateurboxer sogar verpflichtet, vor jedem Kampf prophylaktisch Enzyme einzunehmen.

Doch das ist nur eine Seite der Enzymtherapie.

Da Enzyme bei der Verdauung und Verwertung der Nahrung eine ganz entscheidende Rolle spielen, sind Enzympräparate bei der Behandlung von Magenbeschwerden, Blähungen, Galle-, Darm- und Leberleiden bereits unersetzlich geworden. Millionen Menschen greifen täglich zu ihren Enzymen – ohne zu wissen, was sie wirklich in der Hand halten. Sie haben lediglich erfahren, daß diese Dragees helfen und daß man sie im Gegensatz zu so vielen anderen Medikamenten regelmäßig und das über einen längeren Zeitraum hinweg einnehmen darf.

Schließlich treten die Enzyme auch in der Krebstherapie immer deutlicher in den Vordergrund. Bis heute sind weit über 50 000 Krebskranke mit Enzymen behandelt worden – vielen von ihnen konnte auf andere Weise und mit anderen Mitteln nicht mehr geholfen werden. Manche nehmen die Enzyme auch zusätzlich zu einer herkömmlichen Therapie. Das überwältigende Ergebnis: Zwei Drittel aller Behandlungen verliefen erfolgreich.

So etwa der Fall der Frau Elisabeth Krieger (52). Sie hatte Brustkrebs im fortgeschrittenen Stadium und mußte radikal operiert werden. Die Metastasen waren bereits in die Drüsen in der Achselhöhle gewandert. Ein Jahr nach der Operation stellten die Ärzte Metastasen in der Blinddarmnarbe fest und fanden Krebs-Tochtergeschwüre auch in verschiedenen Lendenwirbeln und in der Lunge.

Der Fall schien hoffnungslos, bis Frau Krieger mit Enzymen behandelt wurde. Schon nach einer Woche war sie frei von Schmerzen. Eine Woche später konnte festgestellt werden, daß sich die Tumoren eindeutig zurückgebildet hatten. Und nach einem Monat gab es keinerlei Anzeichen mehr für eine Krebserkrankung. Frau Krieger nahm die Enzyme weiter – und blieb gesund.

Enzyme verhindern vorzeitiges Altern, beseitigen Krankheitsherde im Körper und heilen somit chronische Krankheiten, Enzyme verhelfen Vitaminen zur Wirksamkeit. Sie entgiften den Organismus, töten Krebszellen und Viren.

Enzyme sind das, was die arabischen Alchimisten des frühen Mittelalters als »Aliksir« oder »Lebenssaft« bezeichnet hätten, das Elixier nämlich, das aus Traubensaft Wein, aus Gerstensaft Bier, aus Milch Käse macht.

Tatsächlich gibt es ohne Enzyme kein Leben.

Das »Ferment« wird enträtselt. Obwohl man immer von dieser geheimnisvollen Kraft im Organismus ahnte und sie stets zu bestimmen versuchte – zeitweise sogar davon überzeugt war, daß mit dem »Elixier« aus wertlosem Metall Gold und Silber gemacht werden kann – dauerte es doch sehr lange, bis man es absondern konnte.

Erst der große französische Chemiker und Bakteriologe Louis Pasteur, der sich sein Leben lang mit Gärung und Fäulnis befaßte und die ersten Impfstoffe schuf, entdeckte im vorigen Jahrhundert, daß Kleinlebewesen bei Verdauungen, Gärung und Fäulnis eine entscheidende Rolle spielen – Mikroorganismen wie die Hefe nämlich, die Gärenzyme enthalten. Man sprach zunächst und gelegentlich auch heute noch von Fermenten, was nichts anderes als Enzyme bedeutet.

1836 wurde als erstes Enzym das Pepsin entdeckt. Es befindet sich im Magensaft und spaltet Eiweiß.
1837 fand man in bitteren Mandeln das Emulsin, ein Enzymgemisch.
1839 in Senf das Myrosin.
1848 im Saft der Bauchspeicheldrüse das Trypsin und 1849 die fettspaltenden Lipasen.
Der Chemiker und Nobelpreisträger Eduard Buchner konnte dann nachweisen, daß die Enzyme nicht an lebende Zellen gebunden sind, sondern von ihnen losgelöst werden können. Nicht die Hefe als solche, sondern ihre Enzyme bewirken die Gärung.
Sie sind, auch das erkannte man schon im 19. Jahrhundert, Biokatalysatoren, die fast alle im Körper ablaufenden Reaktionen beschleunigen und steuern.
Wiederum dauerte es allerdings fast hundert Jahre, bis man diese Eiweißkörper in reiner Form darstellen konnte.
Es gelang erst 1926.
Heute sind einige tausend Enzyme bekannt. Sie können kristallisiert dargestellt werden. Man hat ihre sehr komplizierte Struktur enträtselt, ist sogar in der Lage, das eine oder andere synthetisch herzustellen. Auch ihre Wirkweise kennt man bis ins kleinste Detail.
So weiß man beispielsweise, daß Enzyme bei sehr niedrigen Temperaturen ihre Wirkung verlieren, jedoch nicht vernichtet werden. Sobald sich die Verhältnisse normalisieren, beginnen sie wieder zu funktionieren. Kälte kann ihnen also nichts anhaben.

Um so empfindlicher sind Enzyme gegenüber der Hitze. Schon bei kaum mehr als 50 Grad gehen die meisten von ihnen zugrunde. Nur ein paar vertragen höhere Temperaturen. Sie werden auch als Waschmittelzusatz verwendet. Diese Hitzeunbeständigkeit ist folgenschwer im Hinblick auf unsere Nahrung: Da sie hauptsächlich aus gekochten Speisen besteht, die nicht selten bis 300 Grad erhitzt werden – sind in ihr nahezu keine Enzyme enthalten.

Wo Enzyme im Organismus fehlen, defekt sind oder im Notfall in besonders hohen Mengen benötigt werden, kann unsere Kost uns deshalb nicht helfen.

Es stimmt sehr nachdenklich, wenn Zoologen heute nachweisen, daß Hunde und Katzen, aber auch Tiere in zoologischen Gärten die bekannten Zivilisationskrankheiten des Menschen bekommen, sobald man ihnen statt der natürlichen rohen Nahrung, gekochtes und damit enzymloses Fressen vorsetzt.

Man weiß außerdem, daß Enzyme, um ihre Wirkung voll entfalten zu können, ein ganz bestimmtes Säuremilieu brauchen. Im Magen ist es etwa die Salzsäure, die das Enzym Pepsin »aufweckt«.

Für jede Zusammenziehung eines Muskels, jeden Wimpernschlag, jedes Lächeln ist ein kompliziertes Zusammenspiel mehrerer Enzyme nötig. Die Gärung etwa setzt sich zusammen aus einem ganzen Dutzend von Enzymreaktionen.

Da gibt es Enzyme, die werden von Körperzellen gebildet und dann ausgeschieden, damit sie im Organismus eine ganz bestimmte Aufgabe, etwa die Verdauung, erfüllen. Man nennt sie die *exkretorischen Enzyme*.

Dann gibt es eine zweite Art, die zelleigenen, sogenannten *zellständigen Enzyme*. Sie bleiben in der gesunden Zelle und verlassen sie nur, wenn sie geschädigt oder in ihrer Funktion gestört ist. Diese Enzyme sind besonders wichtig für die medizinische Diagnostik. An der Zahl der frei im Körper »schwimmenden« zellständigen Enzyme kann der Arzt nämlich Rückschlüsse auf Art und Umfang einer Zellschädigung ziehen. Das ist etwa bei einem Herzinfarkt oder bei Leberschäden von großer Bedeutung. Die dritte Enzymart bilden die *plasmaspezifischen Enzyme*. Sie spielen eine ganz bedeutende Rolle bei der Blutgerinnung, im Abwehrsystem und bei der Wundheilung.

Manche Enzyme spalten Fett, andere Eiweiß, andere Kohlehydrate. Manche knüpfen auch neue Verbindungen.

Hier sei nur noch ein Beispiel angeführt, das zeigen soll, wie bedeutsam die Enzyme für ein harmonisches Funktionieren des Organismus sind: Ohne das Enzym Carboanhydrase wäre das Blut nicht in der Lage, Kohlendioxyd vom Gewebe aufzunehmen und in der Lunge wieder auszuscheiden. Genauer gesagt: Der Gasaustausch ginge ohne das Enzym so langsam vor sich, daß er praktisch zum Stillstand käme. Wir müßten beinahe augenblicklich ersticken.

Die Rolle der Biokatalysatoren. Dieses Beispiel zeigt die eigentliche Rolle der Enzyme bei fast allen Stoffwechselvorgängen im Körper.

Mit der Nahrung beispielsweise wird ihm ein nahezu unentwirrbares Gemisch an wertvollen Brenn- und Baustoffen, wertlosem oder unverdaubarem Abfall und mehr oder weniger giftigen Substanzen angeboten. Er steht vor dieser »Lieferung« wie ein Hausbesitzer, der Bau- und Heizmaterial bestellt hat und dem man nun Mauerreste, Dachziegel, Holzbalken, Möbelteile, Fensterscherben und Kohlen – alles wild durcheinander – vor die Haustüre kippt. Das ganze zusätzlich übergossen mit Rohöl. Er hat zwar alles bekommen, was er braucht – aber kann er etwas damit anfangen?

Ohne Enzyme wäre der Organismus genauso überfordert wie der Hausbesitzer in dem Beispiel.

Die Enzyme aber sind die Spezialisten, die das Angebot
entwirren, die einzelnen Bausteine fein säuberlich heraus-
sortieren – und, falls nötig, zugleich so umformen, daß sie
verwertbar werden. Was der Mensch bei chemischen Um-
wandlungen nur mit riesigen Anlagen, hohen Temperaturen
oder mächtigem Druck erreichen kann, das schaffen die
Enzyme alleine durch ihre Anwesenheit und ohne jeden
Aufwand.

Dabei hat jeder dieser Spezialisten sein eigenes Feld, auf
dem er tätig wird. Doch alle arbeiten in etwa auf dieselbe
Weise. Man könnte sie mit besonders geschickten und
selbstlosen Kupplern vergleichen: Wollen und können zwei,
die zueinander gehören, nicht zusammenfinden, dann geht
das Enzym mit einem von beiden eine Verbindung ein – und
schon klappt es. Die gewünschte »Partnerschaft« kommt
augenblicklich zustande, und das Enzym zieht sich unbeschadet wieder zurück.

Dies geschieht zum Beispiel bei der Aufspaltung von Wasser. Für eine ganz bestimmte Aufgabe braucht der Organismus es aber nicht in dieser Form, sondern soll nur seine
Bestandteile Sauerstoff und Wasserstoff haben. In diesem
Fall tritt ein wasserspaltendes Enzym in Aktion. Es bindet
sich zunächst an den künftigen Partner, so daß dieser für
die chemischen Grundsubstanzen des Wassers attraktiv
wird. H_2O spaltet sich in 2H (Wasserstoff) und O (Sauerstoff). Das Enzym aber löst sich wieder, sobald dies geschehen ist.

Ähnliche und wesentlich schwierigere Reaktionen bringen
Enzyme bei Fetten und Eiweißstoffen zustande: komplizierte chemische Vorgänge, die das Leben erst möglich
machen. Und nicht nur das: Selbst beim Sterben spielen die
Enzyme eine entscheidende Rolle. Sie bauen nämlich die
abgestorbenen Zellen ab. Deshalb bleibt ein toter Körper
nicht erhalten, sondern wird aufgelöst.

Deshalb ist unser Körper aber auch nicht ständig überschwemmt von wertlosem Eiweiß toter Zellen, das uns sehr schnell vergiften würde. Alleine im Gehirn müssen Tag für Tag die Reste von 10000 abgestorbenen Zellen beseitigt werden. Die Enzyme tun es. Nicht nur bei toten, abgestorbenen Zellen, auch bei kranken, verkrüppelten, fehlgesteuerten. Und das grenzt wieder ans Wunderbare: Während Enzyme gesunde Zellen völlig unbehelligt lassen, können sie ganz offensichtlich Krebszellen vernichten und – was vielleicht noch viel wichtiger ist – daran hindern, sich als Tochtergeschwulst irgendwo im Körper festzusetzen und zu wachsen. Sie sterben ab.

Enzyme verhindern Metastasen. Mit kranken und toten Zellen vernichten sie auch Viren und räumen schließlich Eiweißbarrieren zur Seite, die einmal nötig waren, einen Krankheitsherd abzukapseln. Damit verhindern und heilen sie auch chronische Krankheiten. Es ist ganz selbstverständlich, daß ein so vielgestaltiger, hochspezialisierter und mächtiger Faktor im lebenden Organismus seine Helfer braucht und Nebenspieler hat, die ihm entgegenwirken, damit das biologische Gleichgewicht nicht gestört wird. So gibt es die sogenannten Aktivatoren. Sie können Wirksamkeit und Aktivität eines Enzyms steigern. Bei Pepsin spielt etwa die Salzsäure diese Rolle. Und es gibt die Inhibitoren, welche die Enzymkräfte hemmen und behindern. Diese Gegenkräfte sind nötig, um beispielsweise die Magenschleimhaut vor Pepsin zu schützen. Sie spielen aber auch eine verhängnisvolle Rolle – dann nämlich, wenn sie zu stark werden. So wird Pepsin im Magen durch viele künstliche Farbstoffe in den Nahrungsmitteln an seiner Entfaltung gehindert. Man weiß, daß Kupfer, Eisen und Chinin die Wirkung der fettlösenden Enzyme, der Lipasen, einschränken, was zweifellos bei Übergewicht und vor allem bei der Fettsucht von großer Bedeutung ist.

Was haben Enzyme mit Vitaminen und Spurenelementen zu tun? Ob ein Enzym wirksam werden kann oder nicht, das hängt keineswegs nur von äußeren Umständen ab, also von Helfern, Gegenspielern, Temperaturen, Säureverhältnissen und dergleichen, sondern ebenso von der eigenen Beschaffenheit. Sie ist auch entscheidend dafür, wo es seinen spezifischen Einsatzort findet.

Enzyme sind sehr komplexe Geschöpfe, die zunächst nicht in der fertigen, einsatzbereiten Form vorhanden sind, sondern in Vorstufen, die von sich aus nicht aktiv werden können.

In den meisten bisher bekannten Fällen setzt sich das Enzym zusammen aus einem größeren Eiweißkörper, dem sogenannten *Apoenzym*, und einem kleineren Teil, der nicht aus Eiweiß besteht, dem *Coenzym*. Erst wenn diese beiden Teile zusammengefunden haben, existiert die besondere Art eines aggressiven, aktiven Eiweißkörpers, das sogenannte *Holoenzym*. Erst damit ist das wirksame Enzym vorhanden. Die zwei Bausteine für sich sind unwirksam.

Forschern gelang nun in jüngster Zeit eine überaus interessante Entdeckung: Das Coenzym, der eine unbedingt notwendige Bestandteil des Enzyms ist manchmal ein Spurenelement, also ein Metallteilchen, oft aber auch der Abkömmling eines Vitamins.

Und damit wird plötzlich klar, wie diese Spurenelemente und Vitamine wirken und warum so oft auch die intensivste Kur damit wirkungslos bleiben muß: Gewisse Metalle und manche Vitamine können im Körper erst dann ihre Wirkung entfalten, wenn sie sich an das Aproenzym gekoppelt haben und damit zu einem Teil des Enzyms geworden sind.

Das erklärt vielleicht auch, warum so viele Tests und klinische Versuche mit Vitaminen immer wieder völlig entgegengesetzte Ergebnisse brachten: Das beste Vitamin nützt überhaupt nichts, wenn im Körper der Partner fehlt, der mit ihm zusammen das Enzym bilden sollte. Wenn die Apoenzyme nicht vorhanden sind, werden die Vitamine ungenützt vom Körper ausgeschieden.

Damit ist aber nun auch deutlich geworden, welche unermeßliche Bedeutung den Enzymen zukommt, wie verheerend sich der Ausfall eines Enzyms, ein Enzymmangel oder gar Störungen bei mehreren Enzymreaktionen auf unsere Gesundheit auswirken müssen.

Es war ein weiter und schwieriger Weg von den ersten Einsichten in die Gärung bis hin zu den modernen Kenntnissen über das Wesen der Enzyme. An seinem Anfang hätte wohl keiner für möglich gehalten, daß von diesen Enzymen das Funktionieren des Lebens abhängt. Und noch weniger hätte man sich vorstellen können, daß eines Tages die Enzyme die Heilkunst auf den Kopf stellen werden.

Die Industrie hat die Enzyme längst entdeckt und nutzt ihre Kraft zum Mürbemachen von Fleisch, als Bestandteil von Waschmitteln und in der Gerberei (ganz abgesehen von der jahrtausendealten Anwendung von Hefen in Brauereien und von der Herstellung von Käse mit natürlichen Labfermenten). In der Medizin sind die Enzyme gegenwärtig dabei, zum wahren Elixier zu werden.

Die wichtigsten Enzyme:

Amylasen — Enzymkomplex der zu den Hydrolasen gehört. Er findet sich vor allem in Getreide (Malz) und baut Stärke zu Malzzucker ab. Diese Eigenschaft nutzt man in der Brauerei und bei der Herstellung von Schnaps aus Getreide. Amylasen kommen auch in Pilzen vor. In der

Bauchspeicheldrüse und im Mundspeichel dienen sie ebenfalls der Umwandlung von Stärke in Zucker. (Kaut man Brot, dann kann man beobachten, daß der Brei im Mund immer süßer wird.)

Kathepsin — ist wie Pepsin ein eiweißspaltendes Enzym. Es leitet im Magen den Verdauungsprozeß ein, noch bevor das Pepsin aktiv werden kann. Sein großer Vorteil gegenüber Pepsin: Es wirkt auch dann, wenn die Magensäure nicht voll intakt ist. Wenn Zellen altern oder beschädigt sind, räumt Kathepsin sie weg, damit neue Zellen ihren Platz einnehmen können. Das Enzym besteht aus wenigstens vier Einzelenzymen.

Lipasen — sie spalten Fette in Glyzerin und Fettsäuren und spielen eine ganz bedeutsame Rolle bei der Verwertung der Fette und Öle in der Nahrung und beim Abbau von Fettvorräten im Körper. Sie werden in der Bauchspeicheldrüse gebildet und wirken hauptsächlich im Dünndarm.

Papain — aus dem Milchsaft des mexikanischen Melonenbaums (Carica papaya) gewonnenes Enzym, das im Gegensatz zu den meisten körpereigenen Enzymen nicht stark spezialisiert ist, sondern fast alle Eiweißstoffe und deren Spaltprodukte angeht. Es wird in der Pharmazie häufig anstelle von Pepsin als Medikament bei Verdauungsstörungen verwendet. Außerdem bewährte es sich als Entzündungshemmer und als Mittel gegen Wurmkrankheiten.

Pepsin — das eiweißspaltende Verdauungsenzym des Magensaftes wird in den Fundusdrüsen des Magens gebildet und von der Salzsäure aktiviert. Es leistet die schwierige »Vorverdauung« aller Eiweißstoffe. Die Magenschleimhaut selbst ist durch Inhibitoren vor seinen Angriffen geschützt. Pepsin, gewonnen aus Rindermagenschleimhaut, gehört zu den wirkungsvollsten Medikamenten bei Verdauungsstörungen.

Trypsin — ist ebenfalls ein sogenanntes proteolytisches, also eiweißspaltendes Enzym. Seine Bestandteile werden in der Bauchspeicheldrüse gebildet und im Dünndarm aktiviert. Ihm kommt große Bedeutung bei der Verwertung von Nahrungseiweiß zu, es spielt aber auch eine sehr wichtige Rolle beim Abbau krankhafter und toter Gewebe, somit bei der »Entrümpelung« des Körpers und bei der Wundheilung. Trypsine werden heute auch in der Krebstherapie und selbst zur Auflösung von eiweißhaltigen Nierensteinen angewendet.

2. Kapitel
Enzyme halten jung

Gekochtes Essen – tote Nahrung. Wie heißt die beste Medizin? Jene Kraft, die jung und vital hält? Die vorbeugend wirkt, damit es erst gar nicht zu Beschwerden, Behinderungen und Siechtum kommt?

Dieses »Wundermittel« heißt ganz einfach: Vollwertiges, kräftiges, gesundes Essen.

Es könnte so heißen – gäbe es die Nahrung überhaupt noch. Leider ist unser Essen heute leer, zerkocht, tot und damit – zumindest im Hinblick auf die Gesundheit – praktisch wertlos. Die vielleicht folgenschwerste Entwicklung in der Geschichte der Menschheit war die Umstellung von roher, lebendiger Nahrung auf gekochtes Essen. Mit dem Sterilisieren, Pasteurisieren, Färben und chemisch Konservieren hat die moderne Zeit dem Essen auch noch den letzten Rest an Gesundheitswert genommen. Selbst frisches Obst und Gemüse, roh gegessen, bislang noch ein gewisser Ausgleich zum Gekochten, bieten keine Gewähr für Vollwertigkeit und Gesundheit mehr. Sie stecken voller chemischer Zusätze, die den Körper nur zusätzlich belasten.

Unseren Mahlzeiten fehlen die Vitamine, Spurenelemente und – was uns hier am meisten interessiert – die Enzyme. Kurz: Im Essen sind jene lebenswichtigen Bausteine nicht mehr vorhanden, die der Organismus dringend braucht, entstandene Schäden selbst auszubessern.

Die Ernährungswissenschaftler sind sich deshalb darin einig: Auch die beste Nahrung reicht heute nicht mehr aus, dem Körper alles Notwendige zu geben. Sie muß behutsam ergänzt werden.

Unser Essen braucht vor allem Enzyme – sie um so mehr, je stärker der Organismus angespannt, ausgelaugt, erschöpft, alt oder krank ist.

Es gehört zu den Eigenarten der Enzyme, daß sie größtenteils im Körper nicht gespeichert, sondern im ständigen Kreislauf stets neu auf- und abgebaut werden.

Die Enzymproduktion zählt deshalb zu den Vorgängen im Organismus, die sich keine Ruhepause gönnen dürfen. Im Notfall, etwa bei einer Entzündung, muß sie sogar in der Lage sein, die nötigen Enzyme schneller und in größerer Menge bereitzustellen.

Ohne die Unterstützung von außen ist der Körper dieser Aufgabe auf die Dauer nicht gewachsen.

Um so wichtiger ist es, daß unsere Nahrung enzymhaltig ist.

Das heißt aber: lebendige, wirksame Enzyme enthalten nur Speisen, die nicht über 50 Grad erhitzt wurden.

So ist Milch, direkt von der Kuh, reich an Enzymen, die Milch aus der Molkerei dagegen »leer«.

Fleisch – vor allem Innereien – enthält viele wertvolle Enzyme – solange es roh ist. Darum ist Tartar-Beef so gesund, der Braten dagegen ebenfalls vollkommen »leer«. Mit gekochtem Fleisch und gekochter Wurst verhält es sich ähnlich. Getreidekörner, Hefe, Obst – alles enthält Enzyme. Im Brot wiederum ist das Mehl ebenso »tot« wie die Hefe.

Enzyme als Arzneimittel werden in Schlachthöfen aus Tierorganen gewonnen. Vor allem die Bauchspeicheldrüse, Produktionsstätte vieler eiweißspaltender Enzyme, und die Magenschleimhaut, Herstellungsort der Verdauungsenzyme, liefern das Pulver, das schließlich wie Zucker aussieht.

Pflanzliche Enzyme gewinnt man aus Ananas und dem Milchsaft mexikanischer Melonenbäume.

Diese keineswegs künstlichen, sondern durch und durch natürlichen Enzyme können tatsächlich das »tote« Essen ergänzen und aus ihm die geforderte vollwertige, gesunde

Nahrung machen. Sie helfen, die Speisen verwertbar zu machen, sie hemmen Entzündungen, sie vernichten Krebstochtergeschwulste, und sie sorgen vor allem dafür, daß die Versorgung der Zellen klappt. Damit aber halten sie jung.

Warum werden wir alt? An der Haut, speziell an der Gesichtshaut sieht man zuerst das Altern: Die Jahre graben ihre Runen ein.

Um die Dreißig werden die Gesichtszüge markant. Es zeigen sich die »Charakterlinien«.

Um die Fünfunddreißig lassen sich »Krähenfüße« um die Augen herum nicht mehr übersehen.

Um die Vierzig hat man Runzeln, Falten am Hals, Tränensäcke.

Um die Fünfundvierzig vielleicht auch noch ein Doppelkinn.

Und dann geht es immer schneller: Die Haut wird schlaff, faltig, dünn, trocken, ledern, gefleckt, haarlos, mumienhaft.

Warum ist das so?

Die Forschung ist dem Geheimnis Altern auf der Spur. Wenn es bis heute auch nicht gelungen ist, es völlig zu enträtseln, so gibt es doch eine Fülle exakter Einsichten. Man kennt viele Faktoren, die das Altern beschleunigen – und man weiß auch einiges darüber, wie sie ausgeschaltet werden können, so daß man gesund und vital ein hohes Alter erreichen kann.

Einer der namhaftesten Alternsforscher unserer Tage, Dr. med. Ivan Popov, Biologe und Chemiker, Direktor des Revitalisierungszentrums in Nassau auf den Bahamas, formulierte das Problem so:

»Ich glaube, daß der Mensch als Mitglied des Tierreiches zu früh alt wird. Und zu lange alt ist. Sehen Sie sich die wildlebenden Tiere an: Je älter sie werden, desto stärker sind sie – sie sterben in der Fülle des Lebens. Wir aber verbringen das halbe Leben in einem Zustand der Senilität und Kraftlosigkeit.«

Alle bekannten Mittel gegen das Altern, von den Frischzellen über Procain bis hin zur RNS- und DNS-Diät von Dr. Frank verfolgen dieses eine Ziel: Das Altern bis an die letzte Grenze hinauszuschieben. Diese Grenze aber liegt bis zur Stunde unverrückbar, so scheint es, bei etwa 120 Jahren. Und das entspricht vergleichsweise dem Wachsen und Altern im Tierreich. Geht man davon aus, daß ein Tier dann, wenn es ausgewachsen ist, etwa ein Sechstel seines Leben hinter sich gebracht hat, dann müßte der Mensch ohne vorzeitiges Altern eben 120 Jahre alt werden, und zwar so, daß nicht schon nach der Hälfte, also im heutigen Pensionsalter, seine Kräfte aufgebraucht sind.

Ein hohes Ziel, fürwahr. Doch die Alternsforschung kann sich damit noch nicht zufriedengeben.

Sie weiß, daß primitive Lebensformen in unserem Sinne nicht altern. Sie vermehren sich immer weiter, endlos. Menschliche Zellen dagegen, diese winzigen Urbausteine unseres Körpers, die so klein sind, daß tausend von ihnen aneinandergereiht noch nicht einmal einen Zentimeter ergeben, sie teilen sich nur etwa fünfzigmal, dann hören sie auf sich zu verjüngen, werden alt und sterben. Warum?

Vermutlich deshalb, weil sie ungenügend versorgt werden. Das heißt: Nicht die Zellen als solche altern, sondern das Versorgungssystem, das zu ihrer Erhaltung im Organismus errichtet ist. Man könnte wieder einen Vergleich ziehen: Das Leben in einem Haus könnte unbegrenzt weiterexistieren, wären seine Bewohner in der Lage, alle Reparaturen laufend auszuführen. Es muß aber verfallen, wenn Straßen und Kanalisation eingerissen oder verstopft sind, so daß nichts mehr herbeigeschafft und ebensowenig abtransportiert werden kann. Wenn die Bewohner hungern, die Baustoffe fehlen, das leckgewordene Dach abzudichten, wenn

Kälte, Hitze, Regen und Sturm nicht mehr abgehalten werden können, sondern unbehindert eindringen. Die kranken und schwachen Bewohner dieses Hauses werden schließlich nur noch kranke und schwächliche Kinder bekommen.

So scheint tatsächlich die größte Gefahr für unser gesundes Leben von einer fehlerhaften Zellteilung, von Zellentartungen auszugehen.

Wird eine Zelle, etwa durch Strahlen, Gifte oder Viren geschädigt, so daß schädliche Stoffe eindringen können, oder ist ihre Haut so verschmutzt und verklebt, daß die notwendige Nahrung nicht mehr hinein, der Abfall nicht mehr heraus kann, dann erkrankt diese Zelle. Weil sie aber bei jeder Teilung jeden eigenen Fehler und Schaden weiterreicht, sind alle neuen Zellen, die bei der Teilung entstehen, ebenfalls mißgebildet. Auf diese Weise entstehen aller Wahrscheinlichkeit nach Krebszellen. Und so kommt es auch zum Altern.

Das kann man in Tierversuchen eindeutig nachweisen: Setzt man junge Ratten gefährlich starken Röntgenstrahlen aus, dann bleiben sie anscheinend gesund, altern jedoch wesentlich schneller. Ältere Tiere sind gegen Strahlen wesentlich empfindlicher. Sie werden krank und hinfällig. Es kommt zu den typischen Alterserkrankungen.

Warum? Weil zu wenig proteolytische Enzyme vorhanden sind, die entartete, kranke, geschädigte Zellen vernichten. Denn sie sind ja nicht oder nur sehr wenig vor diesen Enzymen geschützt.

Enzyme, die eigentlichen Gegenspieler des Alterns. Allerdings: Mit zunehmendem Alter versiegen die Quellen einer ganzen Reihe wichtiger Enzyme im Körper. Und die Qualität der Enzyme, speziell ihre Angriffslust, läßt nach. Damit wird das Altern selbst wiederum beschleunigt.

Der Wiener Wissenschaftler, der es in New York zum Prominentenarzt brachte und dort der Enzymforschung ganz neue Dimensionen eröffnete, Professor Dr. Max Wolf, beschreibt das vorzeitige Altern etwa folgendermaßen: In einem riesigen Zellverband wie dem des menschlichen Körpers, der viele Billionen Zellen umfaßt, ist jede Zelle spezialisiert und hat zum Nutzen des Ganzen eine begrenzte Rolle zu spielen. Sie darf beispielsweise nicht mehr einfach darauf loswachsen, wie sie es täte, wäre sie alleine da, sondern muß das Wachstum einstellen, wenn der vorgeschriebene Gesamtplan verwirklicht ist.

Ist die einzelne Zelle alt und verbraucht geworden oder wurde sie zerstört, dann müssen Enzyme da sein, um ihre »Ruinen« abzutragen und somit Platz zu schaffen, damit eine neue Zelle den frei gewordenen Raum einnehmen kann. Die Zelle stirbt, und der Organismus als Ganzes bleibt auf diese Weise jung und voll funktionsfähig.

Häufen sich solche Trümmer von Zellen aber, weil keine Enzyme sie wegräumen und auch die Abwehrkräfte »stumpf« geworden sind, dann beginnt der Körper alt und hinfällig zu werden. Dieser Prozeß geht um so schneller vor sich, je mehr verbrauchte Zellen im Gewebe verbleiben.

Ähnlich wie Professor Wolf sehen heute viele namhafte Wissenschaftler die Geschwindigkeit des Altwerdens in einem direkten Zusammenhang mit dem sinkenden Plasminspiegel. Plasmin ist ein körpereigenes proteolytisches Enzym.

Faßt man zusammen, dann könnte man vereinfacht sagen: Der Mensch wird hauptsächlich aus zwei Gründen alt: Einmal, weil sich seine hochspezialisierten Zellen nicht mehr durch Teilung verjüngen können, sondern durch neue Zellen ersetzt werden müssen. Neues aber kann nur wachsen, wo das Alte beiseite geräumt ist. Wo Ruinen stehenbleiben, veraltet das Gewebe.

Zum anderen, weil die Zellverbände abhängig sind von einem intakten Versorgungssystem, von gesunden, sauberen Gefäßen, einer intakten nervlichen Steuerung. In jedem Fall sind Enzyme entscheidend beteiligt. Wo sie fehlen, beschleunigt sich das Altern.

Das verkannte Mesenchym. Beim Ersatz des Alten, Verbrauchten, Zerstörten aber kommt es in erster Linie auf das Mesenchym an.

Das Bindegewebe des menschlichen Körpers galt bis vor wenigen Jahrzehnten lediglich als Füll- und Stützmaterial. Man nahm an, daß es nichts anderes zu tun hat, als zwischen den aktiven, arbeitenden Zellen der einzelnen Organe als Gerüst zu dienen, ihnen Halt und vielleicht auch Schutz zu bieten.

Das war völlig falsch. Das Bindegewebe ist das »Zeughaus« des Körpers. Hier werden – jederzeit abrufbereit – wertvolle Kraft- und Baustoffe sowie Verteidigungswaffen gelagert. Hier ist das riesige »Ersatzteillager« für jeden Bedarf: Das Mesenchym. Es befindet sich in jedem Organ, am dichtesten aber in den Lymphdrüsen, der Milz und im Knochenmark. Es handelt sich dabei um eine schwammartige Masse, um embryonale Zellen, man könnte sagen um »Rohzellen«.

Der Körper kann es sich nicht leisten, für jede Zellenart eigene »Muster« auf Lager zu haben. Er braucht das auch gar nicht. Aus den Mesenchymzellen werden, je nach Bedarf Knochen, Knorpel, Haut, Blutkörperchen, Blutgefäße, Abwehrspezialisten oder Teile eines bestimmten Organs. Sobald der Körper oder auch nur ein winziger Teil von ihm erkrankt oder einen Schaden erleidet, wird im Mesenchym Alarm ausgelöst. Die Zellen beginnen, sich blitzschnell zu spezialisieren. Sie schließen Wunden, erzeugen Hormone, die den Heilungsprozeß beschleunigen und werden zu Abwehrkräften. Mit anderen Worten: Das Mesenchym ist lebenswichtig und der Jungbrunnen des Körpers.

Wenn die Vorräte des »Zeughauses« erschöpft sind oder wenn es nicht mehr gelingt, das Rohmaterial schnell genug und in ausreichender Qualität zu dem umzuformen, was im Notfall gerade gebraucht wird, wenn in fataler Hektik ständig und ohne Not falsche Zellen oder Stoffe gebaut werden, dann ist der Organismus anfällig geworden gegen Krankheiten und Altern, dann hat er Schwierigkeiten, Verletzungen zu heilen. Dann werden Krankheiten chronisch.

Es ist fast müßig zu sagen, daß bei der Steuerung der Umwandlungsprozesse im Mesenchym die Enzyme wiederum in vorderster Front stehen. Ohne sie tut sich einfach nichts.

Der russische Forscher Aleksander Bogomoletz entwickelte ein Serum, das Bogomoletz-Serum (RAS), mit dessen Hilfe das müde gewordene Mesenchym aufgeweckt werden kann. Man gewinnt dieses Serum, indem man Kaninchen Mesenchymzellen aus Milz und Rückenmark eines Menschen spritzt, bis es dagegen Abwehrkräfte in großer Menge entwickelt hat. Das gewonnene Serum wird kranken oder älteren Menschen injiziert. Obwohl bis heute wissenschaftlich nicht eindeutig nachgewiesen werden konnte, daß dieses Serum objektiv auch tatsächlich wirkt, schwören Millionen Menschen darauf. Sie fühlen sich für wenigstens ein halbes Jahr lang bedeutend wohler, eben wieder jünger. Und sie überwinden mancherlei Altersbeschwerden.

Eine ähnliche mesenchymaktivierende Wirkung wie das Bogomoletz-Serum erzielen aber auch proteolytische Enzyme. Das ist in Tierversuchen und später bei der Anwendung bei älteren Menschen erprobt worden. Werden nun Bogomoletz-Serum und Enzyme miteinander kombiniert angewendet, dann reichen schon kleinste Dosen von beiden Teilen, um eine ganz erstaunliche »Verjüngung« zu erreichen: Die Organe funktionieren wieder, als wären sie »frisch geölt« worden. Man atmet freier und fühlt sich allgemein elastischer.

Alles in allem heißt das aber: Nimmt man vorsorglich und regelmäßig etwa ab dem 40. Lebensjahr proteolytische Enzyme ein, dann kann man erwarten, daß man von vorzeitigem Altern und den dazugehörigen Erkrankungen – auch von Krebs – verschont bleibt.

Damit ist jedoch erst eine Seite der Alternsschutzfunktion der Enzyme angesprochen.

Ebenso wichtig für das Jungbleiben sind Verhütung und Beseitigung chronischer Erkrankungen. Die entzündungshemmende und heilende Kraft der Enzyme wird in den folgenden Kapiteln beschrieben.

Ganz wichtig – vor allem für ältere Menschen – ist folgende Erkenntnis: Ohne Fleisch ist der Körper bald nicht mehr imstande, die wichtigen eiweißspaltenden Enzyme Trypsin und Chymotrypsin zu produzieren. Das heißt aber: Es darf ab einem gewissen Alter nicht auf Fleischspeisen verzichtet werden – auch wenn man noch so sehr auf vegetarische Nahrung schwört.

Fleisch liefert die Baustoffe für Enzyme, die bei der Heilung, beim Abbau von Zellruinen und bei der Verwertung von Eiweiß in der Nahrung beteiligt sind.

3. Kapitel
Enzyme und die Verdauung

Was nur ein Organismus schaffen kann. Was passiert eigentlich mit der Nahrung auf ihrem langen Weg durch den Körper? Diese Frage hat die Menschheit seit jeher fasziniert. Zu augenscheinlich vollzieht sich die Veränderung an dem, was man ißt und trinkt, bis hin zu den kläglichen, ja abstoßenden Resten, die davon übrigbleiben und ausgeschieden werden. Zu deutlich kann jeder die Wirkung des Essens beobachten und selbst verspüren: Der Körper zieht Kraft und Baustoffe aus der Nahrung. Er wächst dank der Nahrung, bis er eines Tages seine endgültigen Ausmaße und seine Gestalt erreicht hat. Und er kann dank der Nahrung etwas leisten. Das Herz pocht Tag und Nacht. Das Gehirn arbeitet praktisch pausenlos. Die Glieder lassen sich bewegen, die Sinne nehmen die Umwelt wahr . . . Das alles und noch viel mehr funktioniert selbständig, ohne bewußtes oder gewolltes Zutun unsererseits. Es wird gesteuert von einer uns innewohnenden Intelligenz. Das einzige, was wir wirklich selbst tun müssen, das ist essen und trinken. Wir müssen dem Körper Nahrungsmittel zur Verfügung stellen. Dabei brauchen wir uns aber nicht etwa hinzusetzen und auszurechnen, welche Stoffe in welcher Menge nötig sind und wie sie miteinander gemischt sein müssen. Mit Hunger und dem Gefühl, satt zu sein, mit Abneigung gegen gewisse Speisen und dem Verlangen nach anderen steuert der Organismus selbst das Essen. Wer auf seinen Körper hört und nicht ständig gegen seine Hinweise und Warnungen verstößt, der kann in seiner Ernährung tatsächlich nicht viel falsch machen. Selbst grobe Fehler – abgesehen von echten Vergiftungen – vermag der Organismus zu korrigieren, solange sie nicht zur festgefahrenen Lebensweise geworden sind.

Aber was passiert mit dem Essen nun wirklich, nachdem es die Lippen und Zähne passiert hat?

Schon unmittelbar hinter ihnen, also nicht erst im Magen und Darm beginnt die Verdauung.

Alles, was wir essen, muß in seine Bestandteile zerlegt werden. Es muß wasserlöslich werden, damit es durch die Darmwand hindurch in Blut und Lymphe und mit diesen zu den Körperzellen gelangen kann.

Wer einmal versucht, ein Stück Fleisch, Butter oder Gemüse in Wasser aufzulösen, der bekommt sehr schnell einen Eindruck davon, daß bei der Verdauung etwas sehr Kompliziertes, ja Gewaltiges vor sich gehen muß. Weder mit Kochen noch mit starken Säuren kann man diesen Vorgang nachvollziehen. Auch der tüchtigste Chemiker bräuchte ein riesiges Labor und unvorstellbare Geldmittel, wollte er – so wie der Körper es tut – die Nahrung in ihre »Bausteine« zerlegen. Der Vielfalt der Aufgaben wäre er wohl niemals gewachsen. Das Tempo des Körpers könnte er schon gar nicht mithalten.

Wie vollbringt der Körper dieses »chemische Wunder«?

Mit Hilfe von Enzymen.

Schon im Mund geben die Speicheldrüsen Enzyme ab. Sie beginnen noch während des Kauens, Kohlenhydrate in Zucker zu zerlegen. Je länger man ein Stück Brot kaut, um so süßer wird es. Gerade deshalb aber, weil der Verdauungsvorgang schon hier einsetzt, ist es wichtig, jeden Bissen möglichst lange im Munde zu behalten. Wer seine Nahrung herunterwürgt, belastet den Magen mit schwerverdaubarer Nahrung. Die Enzyme des Speichels fehlen. Erst im Darm finden sich dieselben Enzyme wieder, um das im Mund begonnene Werk fortzusetzen.

Im Magen wird über die Nahrung Salzsäure und das Enzym

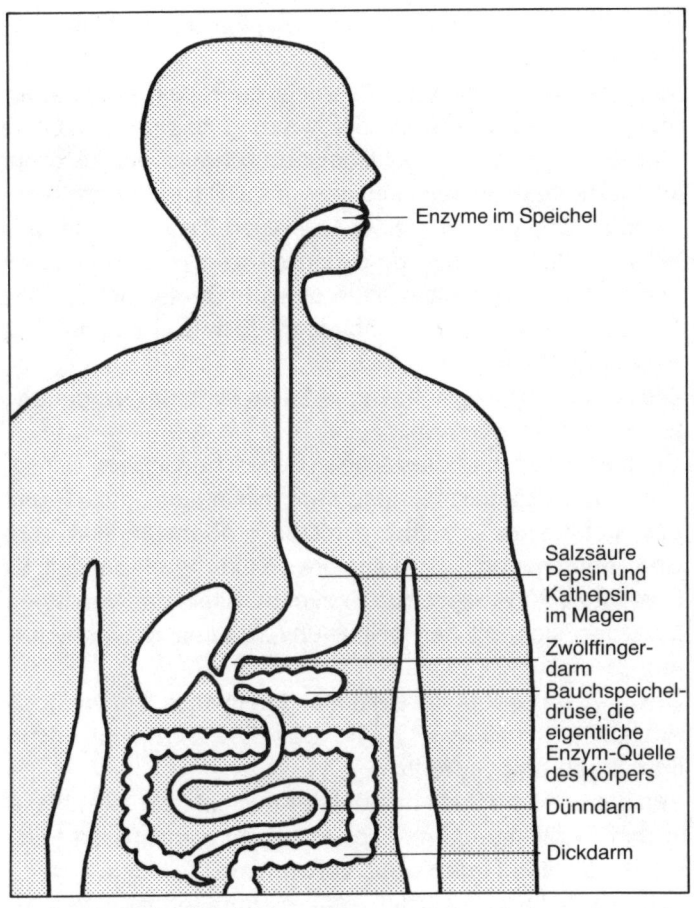

Enzyme im Speichel

Salzsäure
Pepsin und
Kathepsin
im Magen

Zwölffinger-
darm

Bauchspeichel-
drüse, die
eigentliche
Enzym-Quelle
des Körpers

Dünndarm

Dickdarm

Enzyme regeln die Verdauung: Sie befinden sich im Spei-
chel, im Magen, im Zwölffingerdarm, in Dünn- und Dick-
darm. Die eigentliche Enzym-Produktionsstätte aber ist die
Bauchspeicheldrüse.

Pepsin ausgeschüttet. Bei zuwenig Salzsäure bleibt das Pepsin träge.

Es kann seine Arbeit nicht verrichten. Pepsin aber hat die Aufgabe, die Eiweißstoffe der Nahrung zu zerlegen. Ohne Pepsin kann man Fleischspeisen und Milchprodukte nur unvollständig oder gar nicht verwerten. Sie gehen dann ungenützt ab. Wer nach einer Operation Teile des Magens oder möglicherweise sogar den ganzen Magen verloren hat, der kann durchaus ohne diesen »Beutel« leben, das Pepsin aber braucht er unbedingt. Er muß es dann dem Körper zuführen.

Die nächste wichtige Station auf dem Weg der Verdauung ist der Zwölffingerdarm.

Er liegt direkt hinter dem Magen und ist besonders wichtig. Von der Bauchspeicheldrüse werden hier eine ganze Reihe der wichtigsten Enzyme in relativ großen Mengen zum Speisebrei gegeben. Pro Tag etwa 5 Liter Pankreassaft. Er besteht zu 20 Prozent aus Enzymen. Allein drei von ihnen befassen sich mit den bisher unverdauten Kohlenhydraten.

Das Trypsin zerlegt Eiweißstoffe stufenweise, bis nur noch Aminosäuren davon übrig sind. Das Steapsin spaltet Fett in Fettsäuren und Glyzerin.

Von der anderen Seite mündet der Ausfluß der Gallenblase in den Zwölffingerdarm. Die Gallensäure macht die Fettsäuren für den Organismus verwertbar.

Auch im Dünndarm werden – gewissermaßen zur Korrektur – noch einmal Enzyme für den Fall ausgeschüttet, daß bisher ein Fehler unterlaufen ist oder irgendeine Speise seinen richtigen Enzympartner nicht gefunden hat.

Außerdem befinden sich hier, vor allem dann aber im Dickdarm, zahlreiche Bakterien, die sich aktiv an der Verdauung beteiligen und wesentlich dazu beitragen, daß Unverdaubares doch noch »aufgeschlossen« wird.

Die Bakterien bewirken eine Gärung der Speisereste (wobei Gase, und damit Blähungen entstehen) und schließlich sogar eine Art Fäulnis. Die letzten verwertbaren Reste sind damit aus der Nahrung gezogen. Der »Abfall« ist nicht nur unbrauchbar, sondern teilweise sogar giftig. Er darf nicht zu lange im Körper gelagert werden, sonst gehen von ihm aus Giftstoffe in das Blut. Deshalb gehört zur gesunden Verdauung auch der regelmäßige Stuhlgang.

Es liegt auf der Hand, daß sich auf dem acht bis neun Meter langen Weg der Nahrung vom Mund bis zum After viele Fehler einschleichen können.

So besitzt der eine von der Geburt an vielleicht zuwenig Magensäure. Der andere lebt so hektisch, daß die Magendrüsen ständig unnötigerweise Salzsäure ausgießen, wodurch letztlich die Magenwände angegriffen, vielleicht sogar zerstört werden. Wieder andere ärgern sich »grün und gelb«. Sie beeinflussen mit ihrer seelischen Unausgeglichenheit die Produktion von Gallensäure.

Man kann ständig zu fett essen und damit Gallensteine bekommen, zuviel Alkohol trinken und die Leber zerstören. Vom unangenehmen Aufstoßen über Darmkrämpfe, Durchfall, Magengeschwüre, Sodbrennen, Verstopfungen bis hin zum Zwölffingerdarmgeschwür reicht eine schier endlose Reihe von Störungen, Beschwerden und Erkrankungen im Verdauungsbereich.

Irgendwie sind bei allen Veränderungsprozessen der Nahrung Enzyme beteiligt. Sie spielen bei der Verdauung eine so einzigartige Rolle, daß bei dem Wort Enzym viele Ärzte immer noch automatisch an die Verdauung denken.

Enzymtherapie wird von ihnen gleichgesetzt mit »Substitutionstherapie bei Verdauungsstörungen«.

Tatsächlich sind Enzyme seit vielen Jahren nicht mehr wegzudenken, wenn es darum geht, Fehler in der Drüsenausscheidung des Magens, der Bauchspeicheldrüse und der Galle zu beheben, besser gesagt auszugleichen. Man spricht von der Substitution, weil etwas, das nicht so ganz richtig funktioniert, unterstützt wird.

Es ist sicher sehr selten, daß ein Körper keine Verdauungsenzyme herstellt, um so häufiger aber sind Organe und dazugehörende Drüsen so erschöpft, daß das, was sie an Enzymen noch anzubieten haben, von minderwertiger Qualität ist (das spielt im Alter eine große Rolle) oder mengenmäßig einfach nicht ausreicht, das Überangebot an Speisen zu verdauen. Die Folgen sind ungenügende und unvollständige Verdauung der Nahrungsstoffe oder zumindest mancher Teile von ihnen. Der eine kann Fleisch und Milchprodukte nicht mehr richtig vertragen, der andere bekommt heftige Beschwerden, sobald auch nur ein Gramm Fett in der Nahrung auftaucht.

Verdauungsschwierigkeiten infolge Enzymmangels können aber auch nach Operationen (Magen-, Gallen-, Bauchspeicheldrüsenoperation) oder nach Krankheiten (Lebererkrankungen) auftauchen.

In all diesen Fällen und bei vielen kleinen Verdauungsstörungen ist es möglich, die fehlenden Enzyme ganz gezielt zu ersetzen.

Dabei braucht man weder präzise »eingestellt« zu werden wie der Diabetiker, der Insulin in genau richtiger Dosierung bekommt, noch muß man unerwünschte Nebenwirkungen befürchten. Man nimmt einfach zusätzlich zu den Mahlzeiten – am besten rechtzeitig davor – Enzym-Dragees ein, und schon funktioniert die Verdauung wieder.

In den Dragees sind die Enzyme so umhüllt und verpackt, daß sie exakt an der richtigen Stelle frei werden, nicht früher und nicht später. Will man etwa erreichen, daß sie erst im Dünndarm zur Wirkung gelangen, dann packt man sie so ein, daß sie Magen und Zwölffingerdarm heil passieren und erst danach vom Schutzmantel befreit werden. Solche Dragees lassen sich beinahe wie eine Stoppuhr einstellen.

So gibt es Dragees, deren Mantel die Enzyme Pepsin und Kathepsin enthält. Der Mantel löst sich im Magen und gibt diese Wirkstoffe frei. Der Kern der Dragees enthält Enzyme der Bauchspeicheldrüse, nämlich Trypsin und Lipasen. Er widersteht dem Magensaft und beginnt erst im Zwölffingerdarm seine Wirkung zu entfalten.

Mit einer derartigen »Substitutionstherapie« zur Entlastung der Drüsen sollte man schließlich nicht warten, bis Beschwerden nachdrücklich darauf hinweisen, daß gewisse Erschöpfungszustände eingetreten sind. Vielmehr ist es sinnvoll, sie schon vorbeugend anzuwenden.

Durch eine regelmäßige Anwendung von Verdauungsenzymen über einen längeren Zeitraum hinweg lassen sich die entsprechenden Drüsenfunktionen richtiggehend auffrischen. Sie werden unterstützt und können sich erholen.

Ähnliches gilt für besonders üppige Tage, wie sie zu Weihnachten, Ostern oder bei besonderen Festen gegeben sind: Wer vorbeugend Enzyme einnimmt, darf ruhig einmal »sündigen«, ohne gleich die schlimmen Folgen in Form von Magendrücken, Gallenschmerzen, Blähungen, Verdauungsbeschwerden befürchten zu müssen. Vor allem, wenn die Nahrung einmal etwas fetter ist als normalerweise, oder wenn besonders viel Fleisch gegessen wird, sollten Enzyme zur Hand sein. Sie können nicht schaden, helfen aber immer.

Pepsin und Kathepsin. Wenn man von den Verdauungskräften im Magen spricht, denkt man in erster Linie an die Salzsäure und das Enzym Pepsin. Schon 1909 vermuteten Wissenschaftler allerdings, daß es daneben mindestens noch ein anderes Enzym geben muß. Ein Enzym, das auch dann wirkt, wenn die Säureproduktion des Magens nicht besonders gut ist. Pepsin ist auf die Salzsäure als Partner unbedingt angewiesen und ohne sie fast machtlos.

1938 konnte dieses Enzym, das »Kathepsin« tatsächlich nachgewiesen werden. Und bald wußte man auch, daß es wahrscheinlich noch wichtiger ist als das Pepsin, weil es unmittelbar nach dem Essen die Eiweißspaltung einleitet, während Pepsin erst wesentlich später in diesen Prozeß eingreift.

Überhaupt ist die Verdauung kein gleichzeitig einsetzendes und ablaufendes Geschehen, sondern ein vielfältiges Neben- und Nacheinander: Ein Enzym weckt das andere, aktiviert, stimuliert und verstärkt es, so daß gleichsam eine Kettenreaktion abzulaufen beginnt. Wo ein Rädchen angestoßen wird, laufen bald alle – vorausgesetzt, die Kette ist nirgendwo unterbrochen. Deshalb ist es so wichtig, daß kein Enzym fehlt.

Die Magenenzyme, die einerseits alle Eiweißstoffe der Mahlzeit angreifen und »verdauen«, schützen andererseits die Magenschleimhaut vor Schäden durch die Salzsäure. Nur wer genügend Pepsin und Kathepsin besitzt – oder bei bestehendem Mangel seinem Körper zuführt – ist vor Magengeschwüren geschützt. Der Arzt kann den Enzymspiegel im Magen-Darm-Bereich messen. Leider werden solche Untersuchungen viel zu selten vorgenommen. Ein Test an 500 Patienten mit Magenschmerzen und Verdauungsbeschwerden zeigte nämlich, daß in mehr als der Hälfte aller Fälle die Enzymproduktion herabgesetzt war oder ganz fehlte.

Wie viele Menschen plagen sich wohl mit Beschwerden und Störungen, leiden vielleicht sogar unter dem Eindruck, schwer krank zu sein, und wären praktisch von einer Stunde auf die andere gesund und leistungsfähig, würden sie Zuflucht zu Enzymen nehmen, und damit die enzymatischen Voraussetzungen für das Wohlbefinden schaffen?

Immer wieder beobachten Ärzte bei sogenannten »Magenkranken«, die mit verkniffenen Lippen, gequält und vornübergebeugt daherkommen, daß sie dank einer Enzymtherapie innerhalb weniger Wochen beschwerdenfrei sind und fünf oder gar zehn Kilogramm an Körpergewicht zunehmen.

Wie wichtig es vor allem für ältere Menschen ist, dafür zu sorgen, daß der Magen richtig funktioniert, zeigt das Beispiel der Eisenverwertung. Ältere Menschen leiden häufig unter Eisenmangel und damit an einer Anämie. Ihr Blut ist nicht mehr imstande, ausreichend Sauerstoff zu den Zellen zu transportieren.

Ein Grund für den Eisenmangel ist sicherlich die unzureichende Ernährung. Ein zweiter muß aber in der mangelnden Fähigkeit des Körpers gesucht werden, Eisen aufzunehmen. Diese Fähigkeit hängt hauptsächlich von den Verdauungskräften des Magens ab.

Bereits ab dem 40. Lebensjahr, oft sogar schon früher, beginnt beim Menschen die Magenschleimhaut langsam zu verkümmern. Bei über 85 Prozent der Fünfzigjährigen läßt sich bereits eine deutliche Veränderung erkennen: Sie ist dünner und spröder geworden, und die Drüsen produzieren weniger und qualitativ schlechteren Magensaft.

Sind aber die Verdauungskräfte des Magens schwach, dann ist der Organismus nicht mehr in der Lage, Eisen, das ihm zugeführt wird – und wären es wertvollste Medikamente – zu verwerten und dem Blut als Sauerstoffträger zuzuführen. Eisen muß schon im Magen durch die Magensäure angegangen werden, damit es im Zwölffingerdarm resorbiert werden kann.

Sorgt man durch die Einnahme von Enzymen dafür, daß die Säureproduktion unterstützt und angeregt wird, läßt sich Eisenmangel im Blut und damit Blutarmut beheben. Das wird leider wiederum noch viel zu selten praktiziert.

Enzymquelle: Bauchspeicheldrüse. Man weiß: Wenn diese Drüse, die quer im oberen Bauch liegt und nur etwa 15 Zentimeter lang ist, ausfällt, dann ist man zuckerkrank. Diabetiker.

Die Herstellung von Insulin ist aber beinahe nur eine Nebenbeschäftigung der Bauchspeicheldrüse. Neben der Produktion eines Hormons, das den Blutdruck regelt, widmet sie sich hauptsächlich Enzymen. Täglich stellt sie bis zu fünf Liter Bauchspeichelsaft her. Damit ist sie die eigentliche Enzymquelle des Körpers. Es läuft ständig wie aus einem Wasserhahn.

Wenn die Bauchspeicheldrüse krank oder erschöpft ist, dann kann die Verdauung nur noch ungenügend funktionieren. Der Körper ist dann auf die Enzyme des Speichels, der Magenschleimhaut und auf Bakterien angewiesen. Das reicht aber nicht aus.

Eiweiß und Fette bleiben größtenteils unverdaut. Der Körper weiß mit dem Angebot nichts anzufangen und muß es wieder hergeben. Trotz bester Nahrung wird er immer magerer.

In mehr als der Hälfte aller Gallenleiden und übriger Verdauungsbeschwerden im Oberbauch handelt es sich um Störungen in der Proteolyse, also der Verdauung von Eiweiß. Der Hintergrund: Die Bauchspeicheldrüse liefert zuwenig oder zuwenig aktive eiweißspaltende Enzyme. Dieser Störung kann man mit zwei Maßnahmen begegnen: Man beschränkt den Verzehr von Eiweiß auf das notwendige Maß (50–80 Gramm täglich) und ersetzt zusätzlich die fehlenden Enzyme.

Geschieht dies, sind nicht nur beinahe automatisch Schmerzen und andere Beschwerden behoben, sondern die Verdauung funktioniert wieder. Der Körper bekommt die Stoffe, die er braucht und kann sie verwerten. In der Regel fühlt man sich bei einer solchen Therapie schon nach einer

Woche erstaunlich wohl, ist leistungsfähiger und seelisch ausgeglichener. Man kann wieder schlafen und blickt optimistischer in die Welt.

Nach operativer Entfernung der Gallenblase oder auch nach chirurgischen Eingriffen an der Bauchspeicheldrüse, der Leber, an Magen oder Darm macht sich der Enzymausfall in der Regel schon nach wenigen Tagen mit teilweise sehr erheblichen Stoffwechselstörungen bemerkbar. Sie äußern sich besonders deutlich in einer rapiden Gewichtsabnahme. Die Behandlung mit Lipasen und Proteasen (Fett- und Eiweißspaltern) ist in diesem Fall die einzig mögliche aber auch hilfreiche Maßnahme.

Vielleicht muß hier noch einmal deutlich darauf hingwiesen werden: Die Verdauungsenzyme greifen nicht in den Organismus ein. Sie belasten kein Organ und schädigen nirgendwo. Sie machen lediglich die Nahrung verwertbar. Auch wenn sie Schmerzen lindern und Übel beseitigen, sind sie deshalb keine Medikamente im üblichen Sinne, sondern natürliche Grundbausteine, die der Körper braucht, um in gesunder Weise wirken zu können. Enzyme dürfen deshalb im Gegensatz zu chemischen Präparaten ständig und auch über lange Zeiträume hinweg eingenommen werden. Der Patient braucht keine Nebenwirkungen zu befürchten. Gerade das macht sie aber so wertvoll.

4. Kapitel
Enzyme und Entzündungen

Verletzungen sind keine Bagatellen. Auch die größten Vorsichsmaßnahmen schützen einen nicht immer vor den kleinen Unfällen des Alltags. Man stößt, quetscht, zerrt, schneidet, zerkratzt, verbrennt oder verbrüht sich. Unzählige kleine Unfälle gehören zum Alltag des Menschen. Manchmal blutet es ein wenig, häufiger zeigt sich auch eine Schwellung oder ein schmerzhafter blauer Fleck: Bagatellen, die rasch vergessen sind.

Für uns. Nicht für unseren Organismus. Die Wundheilung ist ein äußerst komplizierter Vorgang. Bei einer kleinen offenen Wunde werden etwa feinste Blutgefäße zerrissen, so daß das Blut heraustropft.

Das geschieht aber nur für einen kurzen Augenblick. Man kann zusehen, wie die Wunde rasch zugeklebt wird: Das Blut gerinnt und legt einen ersten Schutzfilm über die Wunde. Die Verblutungsgefahr ist damit gebannt, die Heilung beginnt unter diesem Film. Er wächst zur dicken Kruste heran. Wenn diese endlich abfällt, ist der Schaden darunter perfekt repariert: Neue Blutgefäße wurden errichtet, die zerstörten Zellen und Abfallstoffe sind abgeräumt, neue wuchsen heran – und zwar genauso viele, wie nötig waren, die Wunde zu schließen.

Allein die Blutgerinnung, ein kleiner Teil des überaus komplizierten Geschehens, ist ein Wunder für sich – bis zur Stunde in seinen Einzelheiten noch nicht durchschaubar. Nur soviel ist bekannt: Im Blut sind ständig eine Vielzahl von Kräften vorhanden, die aber erst aktiv eingreifen, wenn sie wirklich gebraucht werden. Bis heute kennt man dreizehn solcher Faktoren. Sie werden gesteuert, aktiviert oder auch, falls nötig, gebremst von Enzymen.

Nur wenn ausreichend Enzyme vorhanden sind, stimmt die Blutgerinnung und verläuft die Heilung planmäßig.

Wer zu besonderer Narbenbildung neigt, der kann daraus ersehen, daß er zuwenig Enzyme besitzt.

Das wissen und beachten besonders die Schönheitschirurgen. Sie sind darauf angewiesen, daß die vorgenommenen Korrekturen keine sichtbaren Narben hinterlassen. Der beste Schönheitschirurg ist deshalb jener, der mit Hilfe von Enzymen die Narbenbildung zu verhüten versteht.

Was bei einer Entzündung passiert. Immer dann, wenn durch eine Verletzung, eine Vergiftung oder Infektion von außen etwas Fremdes in den Körper eindringt, oder auch wenn in ihm selbst durch Verschlackung, Abnützung oder Mangelversorgung Gewebe abstirbt und damit giftige Abfallstoffe entstehen, die gefährlich werden könnten, spielt sich im Organismus etwas Ähnliches ab wie ein erbitterter Krieg.

Zunächst mobilisieren sich die betroffenen Zellen an Ort und Stelle: Sie beginnen hektisch zu arbeiten, um selbst Schutzstoffe zur Verfügung zu haben. Dabei vergrößern sie sich, und ihre Temperatur steigt an.

Gleichzeitig werden von den Abwehrzentren weiße Blutkörperchen angefordert, die sich millionenfach in das »Kampffeld« stürzen, um den Gegner zu vernichten.

Schließlich baut der Körper, falls nötig, eigene maßgeschneiderte Spezialtruppen: Abwehrkräfte, die ganz genau zu dem entsprechenden Angreifer – und nur zu ihm – passen. Ist ein Mensch gegen eine bestimmte Infektionskrankheit geimpft oder kennt er den Aggressor aus einer früheren Begegnung, dann besitzt er die exakten Baupläne für die Truppen und kann deshalb wesentlich schneller reagieren.

Oftmals genügen diese Sofortmaßnahmen. Der Angreifer wird überwunden, seine »Leichen« und die verbrauchten Abwehrkräfte abtransportiert, die entstandenen Schäden unverzüglich repariert. Nach der vorübergehenden begrenzten Rötung erhält das Gewebe seine gesunde Farbe zurück.

Mißlingt die Abwehr allerdings, dann sterben die »Immunpolizisten« scharenweise und bilden zusammen mit den Angreifern und abgestorbenem Gewebe den Eiter.

Der Organismus leitet jetzt Notmaßnahmen ein: Damit der »Feind« nicht weiter vordringen kann, riegelt er den Herd ab. Die Sauerstoffzufuhr wird gedrosselt, und das Gebiet unmittelbar um den Fremdkörper herum erhält keine Nährstoffe mehr. Zugleich sammelt sich auf dem »Schlachtfeld« vermehrt Flüssigkeit: Der Gegner soll ausgehungert werden.

Wenn das gelingt, ist der Angriff zwar abgewehrt, der Körper aber längst nicht wieder gesund. Denn noch existieren ja die errichteten Barrieren, die nun wieder eingerissen werden müssen. Falls das nicht oder nur ungenügend geschieht – gerade bei häufig sich wiederholenden Infektionen ist der Körper von sich aus bald nicht mehr dazu imstande – dann bleibt die einstige Kampfstätte weiterhin schlecht versorgt, überladen mit Abfall, versteift und unelastisch durch harte Einbauten in das weiche Bindegewebe. Das betroffene Gewebe kann sich nicht regenerieren.

Damit ist aber die Grundlage gelegt für viele chronische Krankheiten, Allergien, Ekzeme und sogar Krebs.

Bei all diesen Vorgängen spielen Enzyme eine ganz entscheidende Rolle: Sie sind an der ersten Abwehr, an der Beseitigung des toten und kranken Gewebes und später am schnellen und rechtzeitigen Abbau der Herdbarrieren maßgebend beteiligt. Besser gesagt: Ohne sie kann das alles nicht geschehen.

Enzyme sind Entzündungsraffer. Wird ein Eishockeyspieler mit der Geschwindigkeit eines Schnellzugs auf die harte Bande geschleudert, dann hilft auch die gute Polsterung an Schultern, Hüften, Ellenbogen und Knien nicht mehr viel. Nach dem Spiel sind die Akteure übersäht mit Blutergüssen, Prellungen, Platzwunden. Zum Erstaunen des Publikums bleiben diese Verletzungen oft überraschend minimal.

Die Spieler haben vorbeugend Enzyme genommen oder haben – wie das andere Sportler auch tun – ihre Glieder vorsorglich mit Enzymlösungen eingerieben.

Wie gut das hilft, zeigen Tierversuche: Spritzt man Ratten Eiklar, also das, was sich um den Dotter herum in einem rohen Ei befindet und vom Volksmund als »Eiweiß« bezeichnet wird, unter die Haut der Pfoten, dann schwellen diese stark an und entzünden sich. Gibt man diesen Ratten vorher oder auch anschließend sofort Enzyme, dann sind die Auswirkungen der Entzündung bis zu 75 Prozent schwächer. Die Heilung vollzieht sich in einem Bruchteil der sonst notwendigen Zeit.

Die Enzyme wirken vielfach:
– Sie sorgen dafür, daß der Körper auf die Schädigung nicht übermäßig, sondern nur in dem unbedingt nötigen Maß reagiert. Das heißt: Der Abwehrapparat wird nicht zu heftig in Aktion gesetzt.
– Als zweite Maßnahme zerlegen sie zerronnenes Blut und zerstörtes Gewebe in leicht transportable Bestandteile: Die Verfärbung des »blauen Auges« geht also viel zügiger als normalerweise voran.
– Gleichzeitig werden Abbaugiftstoffe beseitigt, die neue Entzündungen oder Schädigungen bewirken könnten.
– Schließlich werden die betroffenen Bezirke nach der Entzündung wesentlich schneller wieder gut durchblutet. En-

zyme machen das Blut flüssiger und beseitigen Engpässe und Hindernisse, die zur Eindämmung einer Entzündung errichtet wurden.
– Ganz wesentlich ist auch, daß durch Enzyme die Schmerzen herabgesetzt werden.

Die Entdeckung, daß Enzyme viel mehr sind als nur Verdauungshilfen, ist in erster Linie dem New Yorker Arzt und Alternsforscher Professor Dr. Max Wolf zu verdanken. Es war eine Riesensensation, als er kurz nach dem Zweiten Weltkrieg den weltberühmten Dichter William Somerset Maugham ohne Operation von einem kindskopfgroßen Tumor heilte.
»Maugham«, so erzählte Dr. Wolf, »hatte ein riesiges Geschwür am Magenausgang, das seinen Magen blockierte. Alle anderen Ärzte hatten den Dichter bereits aufgegeben.«
W. Somerset Maugham litt gleichzeitig an Malaria, die er sich aus dem Fernen Osten mitgebracht hatte. – Über 100(!) Ärzte versuchten in 14 Jahren erfolgloser Behandlung, sein Leiden zu lindern.
Nun war er zu schwach, eine Operation durchzustehen. Deshalb entschloß sich Dr. Wolf zur Erprobung seiner Enzyme Wobe-Mugos. Gleichzeitig verabreichte er dem Dichter hohe Dosen Chinin. Und er erreichte, was er versprochen hatte: Innerhalb von nur zwei Monaten war der Tumor vollständig verschwunden. Die Malaria kehrte ebenfalls nicht wieder.
»Keiner der behandelnden Ärtze begriff jemals, wie der Tumor verschwand«, sagte Dr. Wolf. »In den Vereinigten Staaten existierten Enzyme einfach nicht.«
Maugham ist 91 Jahre alt geworden, sein Retter Professor Wolf 90 Jahre.

Noch immer Geheimtip. Seit Dr. Wolfs ersten tastenden Versuchen, eiweißlösende Enzyme als Entzündungshemmer einzusetzen, sind Jahrzehnte vergangen. Die Enzyme haben sich längst als hochwirksame Entzündungshemmer erwiesen, die vielseitig bei jeder Art von Entzündungen anwendbar sind. Gegenüber den gefährlichen Cortisonen und den ebenfalls nicht umproblematischen Salizylsäuren (Aspirin) besitzen sie den unschätzbaren Vorteil, als körpereigene Stoffe völlig unschädlich zu sein:

– Man kann Enzyme nicht überdosieren
– Man vermag Enzyme über Jahre und Jahrzehnte nahezu ohne Einschränkung auch regelmäßig anzuwenden, ohne daß eine Gewöhnung eintritt oder sich irgendwelche unerwünschten Nebenwirkungen zeigen.
– Man darf Enzyme sogar vorbeugend verwenden. So harmlos im besten Sinne des Wortes sind sie.

Trotzdem gelten sie noch immer weithin als Geheimtip. Ärzte verwenden sie zwar in ihren eigenen Familien und Sportmediziner geben sie ihren Stars, damit diese von bösen Verletzungen verschont bleiben oder zumindest rasch wieder auf die Beine kommen. Die breite Öffentlichkeit aber kennt das Wort Enzyme kaum.

Auch die Unfallmedizin hat bisher wenig getan, Enzyme ihrer enormen Bedeutung gemäß einzusetzen: Wie viele Unfallfolgen – gerade im Straßenverkehr – könnten wesentlich vermindert werden, hätten die Autofahrer in ihrem Verbandskasten Enzyme. Wieviel rascher könnte der Skifahrer seine Verstauchung oder Verrenkung heilen, nähme er vorbeugend vor dem Wochenendausflug in die Berge Enzyme zu sich!

Die bisherige Zurückhaltung Enzymen gegenüber ist verständlich. Medikamentenskandale der vergangenen Jahrzehnte haben nicht nur den Arzneimittelverbraucher erschreckt, sondern auch staatliche Überwachungsbehörden auf den Plan gerufen.

Der Vorteil der jetzt so strengen Prüfungen: Ein neues Medikament wird erst dann zugelassen, wenn einwandfrei feststeht, wie es wirkt und wie der Körper den Fremdstoff verarbeitet und schließlich wieder los wird. Solche Untersuchungen sind unumgänglich.

Ihr großer Nachteil: Es kann Jahrzehnte dauern und es fordert hohe finanzielle Aufwendungen, ehe ein wirksames Mittel in die Hand des kranken, leidenden Menschen gelangen kann. Nicht selten kommt es für ihn zu spät. Ähnlich erging es den Enzymen. Genau betrachtet sind sie natürliche Wirkstoffe. Man könnte sie direkt als Naturheilmittel bezeichnen. (Deshalb bekommt man sie in vielen Ländern der Erde auch rezeptfrei). Trotzdem wurden die Enzyme Tierversuchen und exakten klinischen Tests unterzogen. Auch Vitamine müssen sich stets neue Tests gefallen lassen. Von einigen von ihnen, etwa dem Vitamin A, darf man nicht zuviel bekommen, weil sie sonst Beschwerden verursachen oder sich gegenseitig behindern. Als »Naturheilmittel« hatten es die Enzyme besonders schwer, die Anerkennung der »Schulmedizin« zu gewinnen. Diese wußte selbstverständlich um die große Bedeutung der Biokatalysatoren. Doch sie war lange äußerst skeptisch, ob fremde Enzyme in einem Organismus überhaupt wirksam werden können.

Verhängnisvolles Fibrin. Nachdem bis heute die chemischen Prozesse bei einem Entzündungsvorgang noch nicht restlos geklärt sind, obwohl doch alle Entzündungen, ob akut oder chronisch, nach demselben Schema ablaufen, war es um so schwerer, die Rolle zu bestimmen, die Enzyme dabei spielen – seien es nun Enzyme, die der Körper selbst ständig herstellt, oder Enzyme, die er mit der Nahrung oder als Medikament zugeführt bekommt.

Enzyme sind maßgeblich beteiligt, wenn aus dem dünnen Schutzfilm über einer Wunde eine harte, wasserunlösliche Kruste entsteht. Sie werden aber ebenso benötigt, soll nach erreichter Heilung die Kruste wieder aufgelöst und weggeschafft werden. Haben Sie sich nicht auch schon gefragt, wohin eigentlich solche mitunter doch recht üppigen Wundkrusten verschwinden? Man braucht sie nicht abzureißen. Im Gegenteil. Entfernt man sie zu früh, dann beginnt die Wunde wieder zu bluten, und es bildet sich eine neue Kruste.

Die Wundkruste wird ständig kleiner, bis sie sich scheinbar in Luft aufgelöst hat.

Das Rätselwort heißt auch hier wieder: Enzyme.

Sie leisten beim Auf- und Abbau von Fibrin eine besonders schwierige und wichtige Aufgabe. Fibrin ist der Blutfaserstoff, der vom Körper nur im Notfall gebraucht wird. Dann nämlich, wenn es gilt, eine Wunde abzudecken oder einen Krankheitsherd einzudämmen. Sobald die Not beseitigt ist, muß es schleunigst wieder weggeschafft werden.

Bei einer Zellschädigung entsteht das Fibrin aus einer ständig im Blut existierenden Vorstufe, dem Fibrinogen, und aus Enzymen, die aus der Zelle frei werden. Sie bilden alsbald ein dichtes Netz, das die Wunde oder den Herd abriegelt.

In dieses Netz aber werden gleichzeitig alle fremden, giftigen, toten Stoffe eingeschlossen: gewissermaßen eingeschnürt und verpackt wie eine Fliege, die in ein Spinnennetz geraten ist. Dieser Vorgang spielt sich in der Regel so blitzschnell ab, daß die am Ort des Geschehens eintreffenden Abwehrkräfte bereits verschnürte Pakete vorfinden.

Der Sinn dieser Aktion: Verschluß des Schadens, damit Gifte und Krankheitserreger nicht zu lebenswichtigen Körperorganen vordringen können.

So sinnvoll und notwendig diese Schutzmaßnahme bei der akuten Entzündung auch ist, so verhängnisvoll kann sie werden, wenn Fibrin Viren oder Krebszellen umgarnt und somit vor dem Angriff der eigenen Abwehr schützt. (Siehe dazu die Kapitel Viren und Krebstherapie.)

Mit der Abriegelung und Eindämmung des Herdes nimmt der Körper zugleich auch erhebliche Behinderungen im Entzündungsbereich in Kauf.

Die Versorgung ist wesentlich eingeschränkt, es kommt zu Ansammlungen von Flüssigkeit (Ödemen) und zu Schmerzen. Enzyme sorgen von Anfang an dafür, daß die Abschnürung des Herdes nicht zu massiv vor sich geht und nicht zu stabil wird. Und sie gehen dann so früh wie möglich daran, die Fibrinabdichtungen wieder zu beseitigen und die verschnürten Pakete aufzulösen.

Enzyme verflüssigen also die Blutpropfen und Blutkrusten, damit ihre Bausteine weggebracht werden können. Und zwar geht das in mehreren Stufen vor sich.

Ohne Enzyme oder auch schon bei einem Enzymmangel würden die Barrieren ganz oder teilweise bestehenbleiben. Das heißt: Der ursprünglich entzündete Teil des Körpers bliebe weiterhin schlecht versorgt. Es wäre damit eine chronische Entzündung entstanden. Die Fibrinpakete würden nicht nur liegenbleiben und die Transportwege verstopfen, sondern in das umliegende Gewebe fest eingebaut. Es entständen Narben, »wildes Fleich«, Versteifungen des Bindegewebes oder – wie im Kapitel Gefäßerkrankungen dargestellt – Arteriosklerose.

Diese Vorgänge lassen sich wiederum in Tierversuchen eindeutig darstellen: Gibt man Mäusen oder Kaninchen vor einer Entzündung proteolytische Enzyme, dann kann man die folgende Entzündung nicht nur sichtbar vermindern, sondern oftmals geradezu verhindern: Es kommt gar nicht zu einer Entzündung. In Gewebeuntersuchungen läßt sich bestätigen, daß Versuchstiere nach einer prophylaktischen Enzymverabreichung im Entzündungsbereich deutlich weniger Fibrin besitzen als Kontrolltiere, die keine Enzyme bekommen haben.

Diese Tatsachen sind von unvorstellbar großer Bedeutung und heute in der Medizin in ihrer Tragweite noch gar nicht voll erfaßt.

Wie viele chronische Erkrankungen (Rheuma, Gicht) könnten sonst mit der Anwendung der Enzymtherapie erfolgreich behandelt werden.

Wie viele degenerative Leiden (multiple Sklerose) warten noch auf eine wirksame Therapie!

Das Verhängnis, das sich gerade in unseren Tagen so stark auswirkt, liegt wohl in der unterschiedlichen langen Zeit, die der Organismus braucht, Fibrin auf- und wieder abzubauen. Das eine geht sehr schnell vor sich, das andere ist ein verhältnismäßig langwieriger Prozeß.

Ein Körper, der sich stets mit neuen Verletzungen, Infektionen, Entzündungen abquälen muß, kommt nicht mehr dazu, alte Fibrinbarrieren einzureißen, bevor neue errichtet werden. Die Nahrung aber ist so arm an proteolytischen Enzymen, weil beinahe alles, was wir essen, zuvor erhitzt oder gar gekocht wurde, daß der Körper nach und nach innerlich vernarbt, die Gewebe hart und unelastisch besser, gesagt alt werden.

Es muß also dafür gesorgt werden, daß das Gleichgewicht der Enzyme, die Fibrin bilden, und der Enzyme, die es wieder auflösen, aufrechterhalten wird.

Deshalb gilt es, die Faustregel zu beachten: Wer zu schlechter Wundheilung oder zu Blutungen neigt, der benötigt Enzyme, die die Blutgerinnung fördern.

Wer bei Verletzungen besonders starke und langanhaltende Schmerzen hat, leicht Ödeme bekommt, ein hohes Thromboserisiko besitzt, mit chronischen Erkrankungen zu tun hat oder zu übermäßiger Narbenbildung neigt, der braucht proteolytische Enzyme.

Hier wird auch klar, warum ältere Menschen anfälliger sind für entzündliche und degenerative Prozesse und warum sie soviel mehr Mühe haben, mit ihnen fertig zu werden als Kinder und Jugendliche: Etwa ab dem 40. Lebensjahr sinkt beim Menschen der Plasminspiegel erheblich ab und erreicht beim älteren Menschen sehr niedrige Werte. Man kann das wiederum an der Narbenbildung sehr genau beobachten: Organe mit relativ hohen Plasminwerten (und Kräften, die in der Lage sind, das Plasmin zu aktivieren) wie etwa Gebärmutter, Hoden bekommen bei Verletzungen nur geringe Narben. In anderen Organen, die wenig Plasmin oder deren Aktivatoren besitzen, wie die Leber, ist die Narbenbildung bedeutend stärker.

Enzyme und Schmerzen. Es ist bereits mehrfach darauf hingewiesen worden: Enzyme verhindern nicht nur die starke Entzündung und beschleunigen die Heilung, sie beseitigen auch Schmerzen. Und das zuverlässig und rasch. Man darf sie deshalb mit Fug und Recht zu den Analgetika rechnen, anwendbar und wirksam bei Zahnschmerzen ebenso wie bei Verletzungen oder bei Schmerzen infolge einer Krebserkrankung.

Schmerzen sind Alarmzeichen, die sich melden, wenn etwas im Organismus nicht richtig funktioniert. Sie entstehen, wenn die Nerven durch giftige Stoffe, die bei einer Entzündung anfallen, chemisch oder physikalisch gereizt werden.

Enzyme beseitigen diese Stoffe – und damit auch die Schmerzen. Anders ausgedrückt: Enzyme vertuschen nicht den Fehler, indem sie ihm die Wirkung nehmen, sie betäuben nicht das Nervensystem, wie das bei vielen Schmerztabletten der Fall ist – sondern sie schalten die Ursachen der Schmerzen aus und damit sie selbst. Das macht sie zu *dem* Schmerzmittel überhaupt.

Nicht zuletzt deshalb schwören so viele Sportler auf ihre Enzyme. Sie besitzen mit diesem Medikament die Gewähr, daß sich im Körper zum Positiven hin etwas tut – die Ausschaltung der Schmerzen ist in diesem Fall das Anzeichen dafür. Der Organismus wird aber nicht belastet, was sich im nächsten Wettkampf durch Müdigkeit negativ bemerkbar machen könnte, sondern sie helfen dem Körper, sich selbst zu heilen.

Man darf überzeugt sein, daß die Enzymtherapie schon in allernächster Zukunft gerade im Hinblick auf die Schmerzausschaltung ungemein an Bedeutung gewinnen wird. Enzyme sind die Schmerztabletten der Zukunft.

5. Kapitel
Enzyme und Gefäßerkrankungen

Enzyme und Arteriosklerose. Zu den am weitesten verbreiteten chronischen Erkrankungen, die beim Altern eine ganz besondere Rolle spielen, gehört die Arteriosklerose: Die Blutgefäße, die das frische Blut zu den Geweben und Organen des Körpers bringen sollen, wachsen wie alte Wasserleitungen immer mehr zu. Ablagerungen, hauptsächlich aus Fettstoffen und Kalk bestehend, verengen die Gefäße und machen sie gleichzeitig starr und unelastisch. Das Blut wird durch stets engere und steifere »Rohre« gepreßt, der Blutdruck steigt, und die Gefahr wächst, daß eine starr gewordene Arterie unter diesem Druck bricht. Die Folge wäre etwa ein Schlaganfall.

Wird ein Blutgefäß völlig verstopft, so daß kein Blut mehr passieren kann, dann bleibt das dahinterliegende Gewebe unversorgt. In diesem Fall käme es beispielsweise zum Herzinfarkt oder zum Raucherbein.

Man kennt eine ganze Reihe von Risikofaktoren, die an der Entstehung einer Arteriosklerose beteiligt sind, sie beschleunigen oder sogar verursachen. Dazu gehören vor allem Bluthochdruck, Störungen im Fett- und Zuckerstoffwechsel, der Mißbrauch von Nikotin und zu große Streßbelastungen. Diese und viele andere Faktoren sorgen nicht nur für Verschmutzungen und Ablagerungen in den Arterien, sondern auch für tiefgreifende strukturelle Veränderungen der Gefäßwände selbst.

Was man bisher aber nicht so recht erklären konnte, das war die Frage, wie und wieso die Risikofaktoren solche Schäden überhaupt anrichten können.

Und hier hat die Enzymforschung wiederum einen gewaltigen Schritt nach vorne getan. Denn: Enzymen kommt bei der Verhinderung von Arteriosklerose eine enorme Bedeutung zu.

Da ist beispielsweise das vielgelästerte Cholesterin. Jahrzehntelang hat man eindringlich davor gewarnt, wie gefährlich für die Gesundheit der Genuß von Butter sein kann. Butter ist das Fett mit dem höchsten Cholesterinanteil. Und Cholesterin gehört zu den wichtigsten Stoffen unter den Ablagerungen in den Arterien. Wer zuviel Cholesterin im Blut besitzt, so mußte man annehmen, ist im erhöhten Maße für Arteriosklerose und deren Folgekrankheiten anfällig. Also, so folgerten die Ernährungswissenschaftler in den fünfziger Jahren, muß auf Butter und alle anderen tierischen Fette weitgehend verzichtet werden – zugunsten von cholesterinfreien Pflanzenölen.

Nun ist allerdings Cholesterin kein überflüssiger Schadstoff, der gemieden werden müßte, sondern ein lebenswichtiger Baustein, den jede einzelne Körperzelle unbedingt braucht. Auch zur Produktion verschiedener Hormone braucht der Körper Cholesterin. Die eigene Leber stellt ständig wesentlich mehr davon her, als der Mensch normalerweise mit seiner Nahrung zu sich nehmen kann.

Und: Die Eskimos kennen ausschließlich tierische Fette. Sie besitzen keine anderen. Obwohl sie in der Regel entsprechend extrem hohe Cholesterinwerte des Blutes besitzen, gibt es bei ihnen praktisch keine Arteriosklerose.

Und: In der amerikanischen Kleinstadt Framingham verzichteten unter strenger ärztlicher Aufsicht hundert Einwohner zwanzig Jahre lang auf Butter. Andere benutzten zur Kontrolle als Fettquelle hauptsächlich Butter. Als schließlich die beiden Gruppen hinsichtlich Herz- und Kreislauferkrankungen miteinander verglichen wurden, konnten die Mediziner keinerlei Unterschied feststellen.

Des Rätsels Lösung hört sich denkbar einfach an:

Entscheidend bei der Entstehung einer Arteriosklerose ist wahrscheinlich nicht so sehr die Höhe des Cholesterinspiegels (oder anderer Blutfette), sondern vielmehr der Ausfall des »Arterien-Putzmittels«.

Und damit sind wir wiederum bei den Enzymen, diesmal bei fettspaltenden, den Lipasen.

Mit ihnen kann man nicht nur den Blutfettspiegel senken, sondern auch erreichen, daß Ablagerungen in den Blutgefäßen wirksam angegangen und abgebaut werden. Diese Erkenntnisse sind allerdings noch so neu, daß in der Praxis bisher kaum die entsprechenden Schlußfolgerungen gezogen werden.

Einen Schritt weiter ist man schon bei der sogenannten »unspezifischen Mesenchymreaktion«. Mesenchyme sind Grundbausteine des Bindegewebes. Sie werden normalerweise genau nach Bedarf abgerufen. Ein gesunder Organismus kann gelegentlich Störungen jeder Art flexibel ausbalancieren. Bei ständiger Reizung und Irreführung oder aber durch äußere Einwirkungen, antworten sie mit einer Stoffwechselsteigerung. Sie wachsen wild drauflos. Dabei wird das ursprüngliche elastische Bindegewebe mehr und mehr durch straffe Muskeln ersetzt. Das gilt für Arterienwände ebenso wie für Knorpel, Sehnen und Gewebe unmittelbar unter der Haut. Gerade hier aber zeigen sich Altersveränderungen am deutlichsten.

Die Verhärtungen werden ausgelöst durch Überbeanspruchungen wie besonderer Lärm, Allergien, Gifte, Krankheitserreger, Bestrahlungen, ja sogar Wettereinflüsse.

Sie kommen zustande, wenn Enzyme fehlen. Diesmal handelt es sich in erster Linie um Elastasen. Wenn von diesen eiweißspaltenden Enzymen nicht genügend vorhanden sind – sie werden wiederum in der Bauchspeicheldrüse hergestellt –, kann das Eiweiß Kollagen unbehindert zu Elastin abbauen, das wesentlich weniger Elastizität besitzt.

Damit werden die Bindegewebe, aber auch Knochen und Haut spröde, eben alt.

Ganz neu ist folgende These: Wahrscheinlich sind bei der Entstehung der Arteriosklerose nicht zuerst die fleckenartigen Ablagerungen in den Gefäßen vorhanden, die immer mehr um sich greifen und schließlich zur Verhärtung der Gefäße führen, sondern die Krankheit entwickelt sich in umgekehrter Weise: Erst wenn die Gefäßwände durch Verhärtung verändert sind, wenn die zarten Gewebe durch harte Muskelfasern ersetzt wurden – erst dann können sich überhaupt Ablagerungen in den Gefäßen ansammeln.

Wenn das aber stimmt, dann nützt es in der Tat wenig, die Blutfettwerte mit sogenannten Lipidsenkern zu drosseln. Diese Maßnahme nützt dann allenfalls im fortgeschrittenen Stadium. Solange die Gefäße gesund sind, spielen die Blutfettwerte aber keine Rolle. Ihre Senkung als Vorbeugung wäre nutzlos.

Oder ganz konkret gesagt: Butter und andere tierische Fette sind keineswegs ungesund, solange Enzyme dafür sorgen, daß die Gefäße jung und elastisch bleiben. An dieser Stelle aber müßte die Arteriosklerose-Prophylaxe einsetzen: Es muß dafür gesorgt werden, daß die Arterien nicht verhärten, daß ihre Innenwände nicht verletzt werden und sich keine Blutklumpen an ihnen absetzen können. Wenn die richtigen Enzyme in ausreichender Menge und Wirkkraft vorhanden sind, bleiben die Gefäße tatsächlich jung. Verletzungen heilen dann schneller – und das Blut fließt reibungsloser und flüssiger.

Das Blut ist kein Wasser. Man muß sich einmal vorstellen, mit welch großem Druck das Blut durch die Gefäße gepreßt wird. Noch am Handgelenk und selbst am Fußknöchel läßt sich die Druckwelle als Puls fühlen. Man muß ebenfalls bedenken, mit welcher Geschwindigkeit es durch die am häu-

figsten von der Arteriosklerose betroffenen Hauptschlag-
adern hindurchrast.

Blut ist ja nicht eine leere Flüssigkeit. In jedem Tropfen leben 5 Millionen rote, 8000 weiße Blutkörperchen und
300000 Blutplättchen.

Außerdem enthält es Sauerstoff, Mineralsalze, Hormone,
Vitamine, Zellbausteine – und nicht zuletzt Enzyme. Also
lauter feste Bestandteile. Nur etwas mehr als die Hälfte des
Blutes ist tatsächlich flüssig. Kein von Menschenhand ge-
schaffener Schlauch wäre imstande, hundert Jahre lang
dieses Gebilde aus festen und flüssigen Bestandteilen unter den gegebenen Bedingungen ohne Schaden passieren
zu lassen. Er würde rasch zerstört.

Auch für die Blutgefäße und das Blut selbst bestehen natürlich große Gefahren:

Ist der Druck zu hoch (wobei der Herzschlag einerseits und
die Dehnfähigkeit der Gefäße andererseits ausschlagge-
bend sind), dann zerstören einander Blut und Blutgefäße.

Ist der Blutfluß zu schnell (etwa bei plötzlichen großen An-
strengungen oder Aufregungen aus dem Stand heraus),
dann werden ebenfalls beide Seiten übermäßig bean-
sprucht. Fließt das Blut zu langsam, dann neigt es dazu,
sich an den Wänden festzukleben. Es wird dick und kleb-
rig.

Je weiter ein Blutgefäß vom Herzen entfernt ist, um so langsamer fließt das Blut in ihm. In den feinen Kapillaren schiebt
ein Blutkörperchen das andere im Zeitlupentempo.

So verwundert es nicht, daß 89 Prozent aller Thrombosen in
den Beinen entstehen. Dort versackt das Blut gerne. Besonders bei wenig körperlicher Betätigung wird es ihm sehr
schwer gemacht, von ganz unten durch die Venen über einen Meter in die Höhe zum Herzen hinaufzusteigen.

Werden solche Blutklumpen von der Innenwand der Vene
abgerissen und fortgeschwemmt, bleiben sie besonders

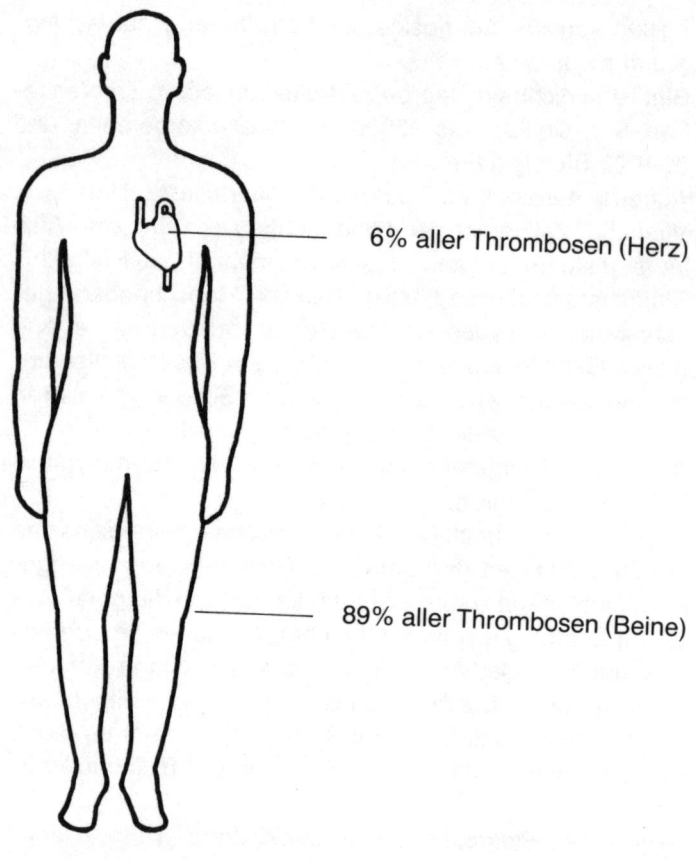

6% aller Thrombosen (Herz)

89% aller Thrombosen (Beine)

Verteilung der Thrombosenhäufigkeit im menschlichen Körper: Fast alle Thrombosen bilden sich in den Venen der Beine.

gerne in den Lungenarterien hängen, um sie ganz oder teilweise zu verstopfen. Das bedeutet: Lungenembolie. Und Lebensgefahr.

Solche gefährlichen Blutklumpen bilden sich besonders gerne nach Operationen, wenn Erwachsene sich zuwenig bewegen oder ihr Blut besonders zur Verklumpung neigt. Große Risiken sind das Alter (ab 60), Diabetes, Gicht, Fettsucht, Schock. Auch die Hormone der »Antibabypille« können für manche Frauen ein erhöhtes Risiko bedeuten.

Wenn die roten Blutkörperchen starr und nicht mehr verformbar geworden sind, kommt es an Abzweigungen in den feinen Blutgefäßen zum Stau. Die Blutkörperchen, die im Gänsemarsch einander durch die dünne Röhre schieben, bleiben hängen. Die Blutversorgung bricht hinter dem Engpaß zusammen. Kleine Gewebsteile sterben ab.

Man kann heute solchen Gefahren mit einer Reihe von Maßnahmen wirksam begegnen. Dazu gehört neben einem intensiven Muskeltraining, der Kompression der Wadenmuskulatur, dem Tragen eines Gummistrumpfes, der Anwendung von Wasser und Wärme (Kneippkuren) vor allem auch die Enzymtherapie.

Der Hauptübeltäter heißt Fibrin. Es muß daran gehindert werden überhand zu nehmen.

Streß macht das Blut »flüssig«. Schon Hippokrates, der Vater der Medizin, beobachtete, daß das Blut von Opfertieren flüssig bleibt, wenn man diese vor dem Tod auspeitschte. Modern ausgedrückt: Streß aktiviert die eiweißspaltenden Enzyme, die auch das Fibrin auflösen. Dadurch kann das Blut nicht gerinnen.

Noch im letzten Jahrhundert konnte nachgewiesen werden, daß Blutklumpen keine endgültige Sache sind. Sie lösen sich unter bestimmten Umständen wieder auf. Erst 1933 allerdings fand man eine der Kräfte, die diese Auflösung zu-

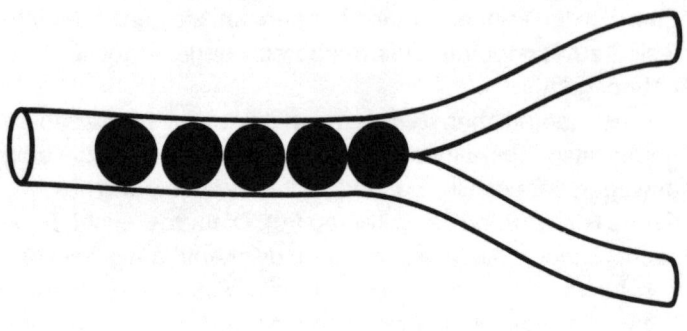

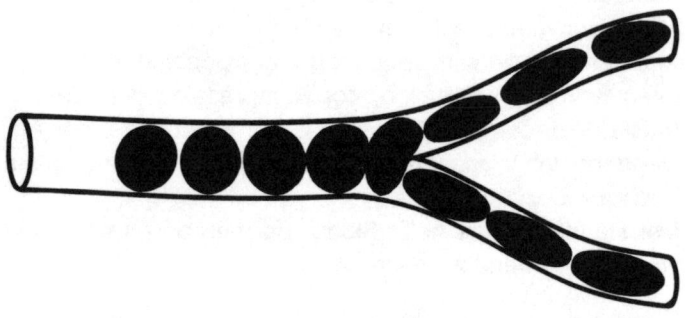

Oben: Starr gewordene Blutkörperchen bleiben an der Abzweigung hängen. Die Versorgung ist unterbrochen.
Unten: Gesunde Blutkörperchen passen sich an, verformen sich, so daß sie auch feinste Blutgefäße noch passieren können.

stande bringen: Streptokinase. Es handelt sich dabei um ein Abfallprodukt, das die Streptokokken-Bakterien ausscheiden.

Dieses »Gift« ist in Wirklichkeit ein Enzym.

Es löst Blutablagerungen an den Innenwänden der Gefäße und nimmt dem Blut seine Klebrigkeit, so daß es flüssiger wird. Man kann die Streptokinase – gereinigt und als Medikament aufbereitet – als Infusion anwenden und erzielt damit oft bemerkenswerte Erfolge: Selbst Gefäße, die schon ein ganzes Jahr lang verschlossen waren, lassen sich wieder durchgängig machen.

Allerdings: Der Patient, der sich dieser Behandlung unterzieht, sollte nicht älter als 65 Jahre sein, da sonst die Strapazen für ihn zu groß sein könnten.

Auch bei dem im letzter Zeit häufig angewendeten Gift »Arwin« der Grubenotter handelt es sich um ein fibrinlösendes Enzym. Der Extrakt des Giftes wird dem Patienten, der bereits an Ruheschmerzen infolge von Durchblutungsstörungen leidet, unter die Haut gespritzt. Es bewirkt, daß die Schmerzen nachlassen. Das Blut wird so dünnflüssig, daß es auch engste Stellen (und »Kreuzungen«) passieren kann.

Der Nachteil dieses Mittels: Der Körper gewöhnt sich rasch an das Gift und macht es unwirksam.

Enzyme bündeln das Blut. Unproblematischer und einfacher in der Handhabung ist bei allen Gefäßleiden die Therapie mit Enzymgemischen. Und zwar gilt das sowohl für die Vorbeugung als auch für die Behandlung schon bestehender Erkrankungen.

Beim gesunden jungen Menschen, an dessen Innenwand der Blutgefäße kein Fibrin angehaftet ist, findet überhaupt keine Berührung der Blutkörperchen mit der Gefäßwand statt.

Die großen weißen Blutkörperchen fließen mit der größten Strömungsgeschwindigkeit in der Mitte der Blutsäule. Die roten Blutkörperchen, wesentlich kleiner, sind langsamer und um die weißen herum angeordnet. Ganz außen sind als die kleinsten und langsamsten die Blutplättchen. Zwischen ihnen und der Gefäßwand existiert eine zellfreie Zone.

Erst wenn die Blutbeschaffenheit verändert ist, wenn das Blut etwa zur übermäßigen Gerinnung neigt, kommt es zum direkten Kontakt zwischen Blutkörperchen und Gefäßwand. Und erst dann ist auch die Gefahr gegeben, daß sich das Blut an kranken oder lädierten Stellen ansetzt und festklebt.

Sobald das geschehen ist, treten die Abwehrkräfte in Aktion. Sie wissen, daß Blutkörperchen an der Gefäßwand nichts zu suchen haben. Deshalb werden sie als »Fremdkörper« angegriffen und vernichtet. Es entsteht als Reaktion eine Entzündung.

Allerdings: Sobald sich über die winzigen Blutanlagerungen ein Fibrin-Netz gespannt hat, sind diese vor Angriffen geschützt. (Siehe Kapitel Entzündungen.)

Hier können nur noch Enzyme helfen, sonst wächst das Klümpchen ungehindert heran, bis es die Ader zugebaut hat. Die Enzyme lösen das Fibrin ab, so daß die Abwehrkräfte Zugang finden.

Operationen werden vermeidbar. Eine ganz neue Statistik über die Wirkung einer Enzymtherapie bei Gefäßleiden (Thrombose, Durchblutungsstörungen, Unterschenkelgeschwüre), vorgenommen von Praktikern an 216 Patienten, zeigt die guten Ergebnisse, die mit einer solchen Behandlung möglich sind:

Völlig geheilt werden konnten 66 Patienten (30 Prozent). Beschwerdenfrei wurden 134 (63 Prozent). Ihr Leiden hat

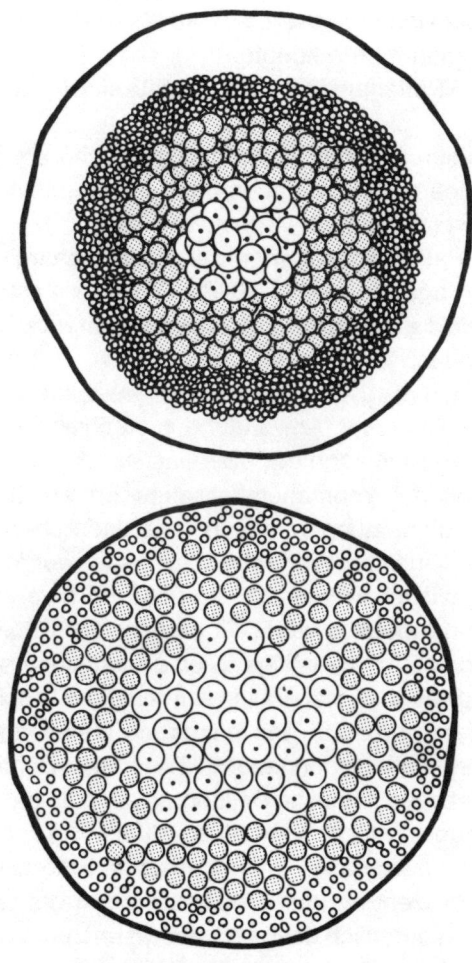

Oben: Querschnitt durch ein Blutgefäß mit gesundem Blut: Es berührt die Arterienwände nicht.
Unten: Krankes, verklebtes Blut: Die kleinen Blutplättchen streichen direkt an den Gefäßwänden entlang, bleiben haften und bilden Klumpen.

sich wesentlich gebessert, so daß sie wieder ein unbehindertes Leben führen konnten.

Nur bei 16 Patienten (7 Prozent) zeigte sich keine Veränderung.

In drei Fällen, und das ist vielleicht das schönste Ergebnis, konnte eine drohende und von der Klinik empfohlene Unterschenkelamputation vermieden werden.

Die 134 Patienten bekamen bei dieser Behandlung während 20 Tagen zunächst 20–30 Dragees, nach wenigen Tagen, als die Beschwerden am Abklingen waren, nur noch 4–6 Dragees.

Diese Ergebnisse stimmen überein mit vielen tausend, die inzwischen bei der Anwendung proteolytischer Enzyme gemacht werden konnten. Übereinstimmend berichten die Ärzte, daß bei thromboembolischen Erkrankungen, und zwar bei Entzündungen, die von oberflächlichen wie auch von tiefer liegenden Thromben ausgelöst wurden, die Erkrankungsdauer wesentlich verkürzt und eine ambulante Behandlung möglich wird. Oft erreicht der Patient schon nach kurzer Zeit die völlige Wiederherstellung seiner Arbeitsfähigkeit. In akuten Fällen werden gewöhnlich zwei bis drei Enzymspritzen in das betroffene Gewebe gegeben. Schon innerhalb der ersten drei Tage nach Behandlungsbeginn setzt die deutliche Besserung ein und auch die Entzündung geht zurück. Schwellung, Spannung und Schmerzen verlieren sich auch bei chronischen Erkrankungen. In über 90 Prozent ist das therapeutische Ergebnis ausgezeichnet – vermutlich deshalb, weil die entzündungsraffenden, die reinigenden und die fibrinlösenden Eigenschaften der Enzyme zusammentreffen und gemeinsam an der Heilung beteiligt sind.

Offene Beine, Schaufensterkrankheit, Krampfadern. 85 Prozent aller chronischen Blutstaus sind venös bedingt.

Etwa die sogenannten »offenen Beine« oder Unterschenkelgeschwüre (ulcis cruris). Der Rest sind arterielle Durchblutungsstörungen.

Das Gewebe wird so schlecht versorgt, daß die Heilung
nicht mehr funktionieren kann. Es stirbt nach und nach ab
und verursacht bei der Hochlagerung (wenn also der Blutfluß noch mehr gedrosselt wird) oder beim Gehen (wenn
besonders viel Blut zur Versorgung benötigt wird) heftige
Schmerzen.

Eine Arteriosklerose ist gegeben, wenn sich die Schmerzen
bei der Anstrengung einstellen und im Ruhezustand aufhö-
ren. Man spricht dann gern von der »Schaufensterkrankheit«, weil betroffene Menschen häufig stehenbleiben müssen, bis die Schmerzen abgeklungen sind. Um venöse
Stauungen handelt es sich, wenn der Schmerz beim Gehen
nachläßt, im Stehen oder Liegen aber um so deutlicher vorhanden ist.

In beiden Fällen können schon durch leichteste Verletzungen große Wunden entstehen, die einfach nicht mehr heilen
wollen.

Offene Wunden dieser Art lassen sich mit einer Enzymsalbe sehr wirkungsvoll behandeln. Dabei müssen gleichzeitig aber immer auch die bakteriellen Infektionen bekämpft werden. Man nimmt deshalb neben den Enzymen
auch Antibiotika. Die Enzyme »fressen« die Wundverunrei-
nigungen regelrecht auf – allerdings häufig mit so durch-
schlagender Wirkung, daß augenblicklich beim Auftragen
der Salbe Schmerzen entstehen können. Ist die Wunde
trocken, muß sie zuerst mit einer Kochsalzlösung beträufelt
werden, sonst kommen die Enzyme nicht zur Wirkung. Es
darf aber kein Verband angelegt werden.

Innerhalb von zwei Monaten sollte die Wunde geschlossen
oder zumindest gebessert sein. Ist dies nicht der Fall, muß
eine klinische Untersuchung klären, ob nicht eine ganz an-

dere Ursache, etwa Tbc, Lues, hinter der Krankheit steckt.

Die bessere Durchblutung des kranken Beines kann ebenfalls mit Enzymen erreicht werden (Verdünnung des Blutes, Fibrinlösung). Darauf wurde mehrfach hingewiesen.

Krampfadern entstehen in erster Linie durch eine Bindegewebs- oder Venenschwäche. Wer viel stehen muß, überlastet die Beinvenen. Das Blut lastet schwer in ihnen, die Gefäße »leiern« aus.

Sie dehnen sich, werden länger und länger. Weil aber kein Platz da ist, müssen sie sich in Windungen legen. Man nennt diese hervortretenden, gewundenen Venen gerne auch »Verkäuferinnenkrankheit«, weil dieser Beruf besonders häufig damit zu tun hat.

Es versteht sich von selbst, daß Übergewicht und besondere Belastungen wie etwa eine Schwangerschaft den Venenverschleiß fördern.

Bei Vorbeugung und Behandlung muß dafür gesorgt werden, daß das Blut zirkulieren kann, daß es »auf Trab« bleibt.

Das heißt: Viel Bewegung.

Langes Stehen muß unbedingt vermieden werden.

Außerdem darf das Blut nicht zu dick werden.

Man kräftigt das Bindegewebe und die Venenwände – und hält beide elastisch – und »verflüssigt« das Blut mit Enzymen, sei es, daß man die Beine mit einer Lösung oder einer Salbe massiert, sei es, daß man Enzyme in Form von Dragees oder Zäpfchen zu sich nimmt.

Bei allen Gefäßerkrankungen sind Enzyme ein wertvoller Helfer, der problemlos in Anspruch genommen werden kann. Sein einziger Fehler auch in diesem Fall – wie in allen anderen: Noch sind nicht alle Kassen bereit, die Kosten einer Enzymtherapie zu übernehmen.

Und gerade billig sind Enzyme auch nicht.

6. Kapitel
Enzyme und Viren

Warum es kein sicher wirksames Medikament gegen Viren gibt. »Der Mensch kann auf dem Mond landen, Raketen über viele tausend Kilometer hinweg millimetergenau ins Ziel bringen. Er kann es regnen lassen und ist sogar in der Lage, sich selbst und die ganze Erde in die Luft zu pusten. Nur eines ist ihm bisher nicht gelungen: Ein Mittel zu finden, das hundertprozentig sicher Schnupfen und Husten verhindert. Vor diesem kleinen aber häßlichsten Alltagsproblem steht er geradezu hilflos da . . .«

Wenn viele Leute derart ihrem Unmut über eine neuerliche Erkältung Luft verschaffen, stoßen sie in der Tat auf ein schwieriges, bisher unbewältigtes Problem: Die Behandlung von Viruserkrankungen.

Bakteriell bedingte Infektionen sind seit geraumer Zeit weitgehend im Griff. Antibiotika und andere chemische Mittel vermögen große Seuchen zu verhindern.

Ganz anders ist es bei Krankheiten, die durch Viren verursacht werden. Der bisher einzige Weg, ihnen zu begegnen, ist die vorsorgliche Schutzimpfung. Auf diese Weise konnten Pocken und Kinderlähmung entscheidend zurückgedrängt werden. Bei der Grippe ist es schon etwas problematischer: Die Schutzimpfung hält nur wenige Monate vor und muß deshalb in jedem Jahr wiederholt werden. Da es verschiedene Grippeerreger gibt und sich die Viren aber auch ständig verändern, muß immer wieder ein neuer Impfstoff geschaffen werden.

Vorbeugend läßt sich mit großem Aufwand etwas erreichen. Soll dagegen eine bestehende Virus-Infektion behandelt werden, sieht sich der Arzt einer fast unlösbaren Aufgabe gegenüber. Er kann lediglich den Organismus stützen, die Abwehrkräfte stärken, Fieber, Schmerzen und andere Symptome der Krankheit ausschalten – und abwarten. Antibiotika sind gegen Viren machtlos. Bisher gibt es auch kein anderes Medikament, das diese merkwürdigen Krankheitserreger entscheidend treffen könnte. Merkwürdig deshalb, weil man noch nicht einmal so recht weiß, wo man die Viren überhaupt einstufen soll. Eigentlich sind sie leblose chemische Einheiten. Doch sobald sie lebenden Zellen begegnen, beginnen sie doch auch selbst zu leben und können sich sogar vermehren. Nicht durch eine Teilung. Auch nicht aus eigener Kraft. Vielmehr spielt das Virus seine Ähnlichkeit mit lebenden Zellen aus. Wie diese besteht es aus Eiweißstoffen und Nukleinsäuren. Gelangt ein Virus, das gewissermaßen »tot« oder besser gesagt, versteinert unbegrenzt existieren kann, zu einer lebenden Zelle, dann heftet es sich an sie an. Kurze Zeit später hat seine Nukleinsäure in der Wirtszelle aber auch schon das Kommando übernommen. Wieso das möglich ist, weiß bisher niemand. Fest steht lediglich, daß die »besetzte« Zelle statt eigenen Lebens nun nach genauer Vorschrift des Eindringlings neue Viren produziert. Das tut sie so gehorsam, so sorgfältig und so aufopfernd, daß sie sich dabei selbst aufzehrt und zugrunde geht. Die von ihr »gebauten« Viren machen sich alsbald daran, andere Zellen zu befallen, wobei das »Vermehrungsspiel« von vorne beginnt. Ein tückischer Angriff auf unser Leben durch einen Gegner, der so winzig klein ist, daß man ihn mit einem Lichtmikroskop nicht sichtbar machen kann.

Glücklicherweise greifen nicht alle der unendlich vielen Virenarten unseren Organismus auf diese Weise an. Rund fünfzig verschiedene Arten leben beispielsweise in unseren Gedärmen – offensichtlich ohne dort irgendwelchen Schaden anzurichten.

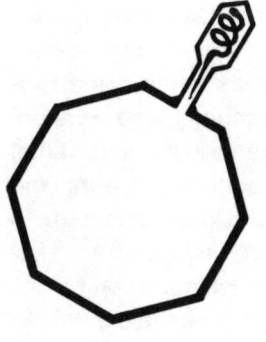
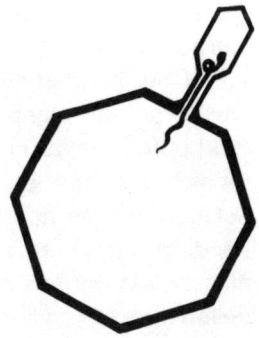
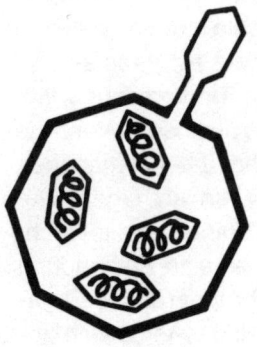
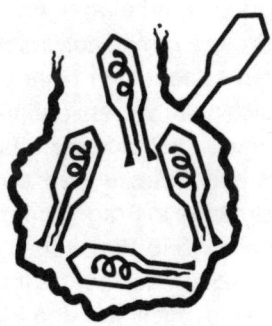

Schematische Darstellung einer Virusinfektion:
Das Virus setzt sich an die Zellhülle. Es schickt seine »Programmierung« in die Zelle. Die Zelle wird gezwungen, neue Viren zu bauen. Die neuen Viren verlassen die zerstörte Zelle, um andere Zellen zu befallen.

Andere verursachen relativ harmlose Krankheiten, etwa Herpesviren die Mundbläschen oder Warzenviren die Warzen. Über hundert verschiedene Viren können das auslösen, was wir,»grippaler Infekt« nennen, also Husten, Schnupfen, Halsschmerzen, Kopfschmerzen – jedes Übel für sich einzeln oder mit anderen verbunden. Oft geht eine solche Infektion auch nicht auf ein einziges Virus zurück, sondern auf mehrere, gleichzeitig auftretende Viren. Und nicht selten werden Virusinfektionen auch noch von bakteriellen Infektionen begleitet. Nicht zuletzt deshalb ist es so überaus schwierig, Erkältungskrankheiten vorbeugend und heilend zu begegnen.

Während man glaubt, sie hinnehmen zu können, weil der Körper mehr oder weniger gut letztlich mit den Erregern doch immer wieder fertig wird, gehören andere Viren zu den Ursachen der schlimmsten Infektionskrankheiten überhaupt: Gelbsucht (infektiöse Hepatitis), Hirnhautentzündung, Kinderlähmung, Tollwut und viele andere mehr.

Diese Krankheiten zeigen unverhüllt, was ein Virus anrichten kann. Doch nicht genug damit: In Tierversuchen läßt sich nachweisen, daß Viren auch Krebs auslösen. Wenn bis heute auch der letzte Beweis dafür fehlt, daß bei manchen Krebserkrankungen des Menschen Viren als eigentliche Ursache in Frage kommen, so gibt es keinen Zweifel mehr daran, daß Virusinfektionen nicht immer eine Entzündung auslösen müssen. Oft wird der Abwehrapparat des Organismus nicht auf den Plan gerufen, weil das Virus sich gewissermaßen versteckt und in seinem Versteck Jahre und Jahrzehnte lang auf seine Chance wartet, um dann plötzlich aktiv zu werden. Und diese Aktivität ist dann meistens viel schlimmer als eine akute Infektion. Möglicherweise kommen Krankheiten wie die multiple Sklerose so zustande.

Mit anderen Worten: Viren sind viel gefährlicher, viel heimtückischer, als wir auch nur erahnen können. Erst die Zukunft wird ihr wahres Wesen in vollem Ausmaß erfassen. Gerade deshalb aber darf selbst die geringste und anscheinend noch so bedeutungslose Virusinfektion nicht auf die leichte Schulter genommen werden. Jede Erkältung hinterläßt – wenn man so will – ihre Narben. Vor allem dann, wenn sie nicht völlig auskuriert wird.

Viren und Enzyme. Der Organismus selbst bekämpft Viren, indem er – wie im Falle von Bakterieninfektionen – eigene, spezifische Abwehrkörper baut. Wer einmal die Masern hatte, besitzt solche Antikörper sein ganzes Leben lang und ist damit gegen die Krankheit immun. Viele Krankheiten nennt man deshalb Kinderkrankheiten, weil sie der Mensch in der Regel nur einmal, nämlich im Kindesalter bekommt, um danach gegen sie gefeit zu sein.

Die Herstellung dieser Abwehrkräfte benötigt allerdings so viel Zeit, daß die Viren, noch bevor sie wirkungsvoll angegriffen werden können, bereits innerhalb der angefallenen Zellen vor dem Zugriff geschützt sind. Wer sie dort zerstören will, kann das nur tun, indem er die Wirtszelle zugleich mitschädigt. Denn die Bausteine der Viren und die der Zellen sind praktisch gleich. Es ist deshalb verständlich, daß bisher keine stark wirksamen speziellen Medikamente gegen Viren geschaffen werden konnten.

Jede Virusbekämpfung – so überlegte sich Professor Dr. Max Wolf schon vor Jahrzehnten – muß zum Ziel haben, die Krankheitserreger entscheidend zu treffen, bevor sie sich in einer Körperzelle festgesetzt haben. Denn es gibt nur zwei Möglichkeiten, diesen so heimtückischen Gegner auszuschalten: Seine Vernichtung durch Auflösung seiner Proteinhülle oder die Verhinderung, mit der Zelle in Kontakt zu kommen.

Solange sich das Virus nicht an der Zelle befindet und durch sie zu leben begonnen hat, unterscheidet es sich tatsächlich ganz wesentlich von der Zelle: Es ist bekanntlich »tot«. Und das bedeutet: Es kann von Enzymen aufgelöst werden.

Eiweißstoffe sind nämlich solange vor dem Zugriff der proteolytischen Enzyme geschützt, als sie Teil einer lebenden, gesunden Zelle sind. Sobald sie außerhalb der Zelle existieren, werden sie dagegen aufgelöst.

Viren, so sahen wir, leben solange nicht, als sie nicht an einer Zelle festkleben. Folglich können sie in diesem Stadium auch keine Enzyminhibitoren besitzen. Sie sind den Enzymen ausgeliefert.

Die zweite Möglichkeit: Von Krebszellen weiß man seit einiger Zeit, daß ihre Gefährlichkeit von einer gewissen Klebrigkeit ausgeht. Sie macht es erst möglich, daß sich Tochtergeschwulste in Blutgefäßen festsetzen und somit die Möglichkeit erhalten, wachsen zu können (siehe Kapitel: Enzyme und Krebs).

Das Haften der Viren an Körperzellen besteht aller Wahrscheinlichkeit nach in derselben Klebrigkeit, die infolge mangelnder proteolytischer Enzyme oder ihrer unzureichenden Aktivität zustande kommt. Es handelt sich um Fibrinablagerungen, die entweder auf der Wirtszelle oder auf dem Virus oder auf beiden vorhanden sind. Wird der Fehler behoben, können sich Viren nicht festsetzen. Sie sind damit dem Angriff der Körperabwehr schutzlos ausgeliefert und werden vernichtet.

Ob das tatsächlich in der Praxis so funktioniert, wie die Theorie es sich zusammenreimte, konnte bis heute nicht einwandfrei nachgewiesen werden. Keinen Zweifel aber kann es daran geben, daß Enzyme auf die eine oder andere Weise tatsächlich vor Virusinfektionen schützen und auch Viruserkrankungen heilen. Das konnte in jüngster Zeit vielfach und größtenteils sehr eindrucksvoll nachgewiesen werden.

Es begann vor rund zwanzig Jahren mit Versuchen an Pflanzen. Da sie wie Tier und Mensch von Viren befallen werden können, wählten die Forscher am Biological Research Institut in New York zunächst diesen Bereich, in dem man Infektionen besonders deutlich ablesen kann. Sie nahmen Tabak- und Bohnenpflanzen und infizierten sie mit Viren. Die Blätter wurden alsbald gelbfleckig.

Besprühte man diese Pflanzen nun mit Enzymen oder spritzte man die Enzyme in ihren Stamm, dann kam es praktisch immer beinahe augenblicklich zum Stopp der Infektion. Die bisher nicht befallenen Blätter blieben gesund.

Bekamen die Pflanzen die Enzyme vor der Virusinfektion, blieben 60 Prozent von ihnen überhaupt gesund. Es gab keinerlei Verfärbungen. Bei den restlichen 40 Prozent war der sichtbare Schaden ganz deutlich geringer als bei unbehandelten Pflanzen.

Die Enzymtherapie bei Pflanzen wird heute besonders in der Zucht wertvoller Blumen, etwa der Orchideen, und auf Tabakplantagen angewendet. Sie hat sich bewährt.

In der Tiermedizin sind Enzyme zur Bekämpfung von Viren ebenfalls unentbehrlich geworden.

Die Pionierarbeit auf diesem Gebiet leisteten Ärzte in der Entwicklungshilfe und Tierärzte auf dem Lande.

In Tschad in Afrika wütete bis vor kurzem die Hühnerleukose so verheerend, daß es kaum mehr möglich war, dort Geflügel zu halten. Dr. R. Dunkel, unterwegs im Auftrag der deutschen veterinärmedizinischen Entwicklungshilfe, brachte die Wende: Er mischte den Hühnern Enzyme unter das Trockenfutter und hatte Erfolg. Im Gegensatz zu den unbehandelten Tieren, die alle der Krankheit erlagen, erholten sich seine »Enzym«-Hühner fast restlos.

Dr. Dunkel konnte am selben Ort auch den Kamelpocken erstmalig wirksam begegnen. Die Krankheit äußert sich bei den Tieren ähnlich wie die Pocken beim Menschen: Die Kamele sind über und über mit eitrigen Bläschen übersät, die große Narben hinterlassen. Mit Enzymen konnte Dr. Dunkel die böse Krankheit verhältnismäßig leicht in den Griff kriegen und viele Tiere retten.

In der Bundesrepublik Deutschland hat vor allem der Tierarzt Dr. Heinz Glock in Landshut der Enzymtherapie zum Durchbruch verholfen. Er konnte nachweisen, daß Enzyme beim gefährlichen Pferd- und Ferkelhusten und selbst bei der Rinderpneumonie, einer Krankheit, die als Virusinfektion beginnt, später aber von einer bakteriellen Erkrankung begleitet wird und oft tödlich ausgeht, geradezu verblüffend helfen.

Dr. Glock machte in einem Fall 240 Rinder innerhalb von zwei bis fünf Tagen gesund. Bei dieser und ähnlichen Tierkrankheiten ist die Enzymtherapie inzwischen selbstverständlich geworden.

Es ist klar, daß bei diesen Erfolgen der Enzyme im Pflanzen- und Tierreich auch die Humanmedizin nicht länger zurückhaltend bleiben konnte, gab es doch bei der Behandlung von Virusinfektionen eine ganze Reihe von ungelösten Problemen.

Das Herpes-Virus. Da ist etwa das Virus Herpes simplex A. Es verursacht Mundbläschen, die weit mehr als nur lästig sind. Kaum heilen sie ab, treten sie erneut auf. Die Lippen reißen ein und schwellen dick an, der ganze Bereich um Mund und Nasenflügel ist entzündet. Im Inneren des Mundes brennen die Bläschen fast unerträglich, vor allem dann, wenn sie mit Speisen oder Speichel in Berührung kommen.

Bisher gab es kein Mittel, das diese Infektion endgültig ausheilen konnte. Fast immer kehrte sie nach Anfangserfolgen umgehend zurück.

Enzyme schaffen mehr. Manchmal ist die Krankheit schon nach einmaliger Behandlung für immer aus der Welt geschafft. Zumindest kann mit Enzymen aber erreicht werden, daß es wesentlich länger dauert, bis die Infektion sich wieder bemerkbar macht.

Herpes II. Schlimmer als Herpes simplex A ist Herpes simplex B. Es löst Entzündungen im Genitalbereich aus, die weit schwieriger zu heilen sind als Geschlechtskrankheiten. Die Infektion wird beim Geschlechtsverkehr übertragen und wird wie alle Herpes-simplex-Infektionen sehr schnell chronisch. Warum, das ist ein Rätsel. Der Mensch besitzt in diesem Punkt ganz offensichtlich einen Defekt: Er kann gegen dieses Herpes-Virus keine Immunität entwickeln.

So kommt es, daß nach neuesten Schätzungen und Hochrechnungen rund 8 Prozent der Erwachsenen zwischen 15 und 30 Jahren eine chronische Herpesinfektion besitzen. In Großstädten sind es 12 Prozent. Diese Krankheit, die gerne auf die leichte Schulter genommen, bestenfalls als ästhetisches Problem aufgefaßt wird, steht aber im dringenden Verdacht – und es gibt kaum mehr einen Zweifel daran – an der Entstehung von Unterleibskrebs zumindest beteiligt zu sein. Vermutlich ist das Virus sogar die eigentliche Ursache.

Bis vor kurzem stand man dem Herpes-simplex-B-Virus recht hilflos gegenüber.

Nun berichtet ein Wissenschaftler der Universität Kairo von geradezu sensationellen Ergebnissen. Er konnte in 80 Prozent aller Fälle die chronische Erkrankung heilen, vorausgesetzt beide Partner unterzogen sich ein Vierteljahr lang einer intensiven Enzymtherapie. Bei den restlichen 20 Prozent konnten wesentliche Besserungen beobachtet werden. Vielleicht wären diese Patienten bei besserer ärztlicher Überwachung ebenfalls geheilt worden.

Das Ergebnis von Kairo steht keinesfalls einmalig da. Fast identisch mit der Aussage der ägyptischen Wissenschafler ist der Bericht des Arztes Dr. Paul Ahumada aus Tijuana. Tijuana, die mexikanische Grenzstadt bei Kalifornien, ist ein schwieriges internationales Problem: Mit 28 000 leichten Mädchen genießt der Ort den Ruf, das größte Freudenhaus der Welt zu sein. Um amerikanische Touristen zu schützen, haben die USA und Mexiko vor Jahrzehnten einen Vertrag geschlossen, der die Dirnen verpflichtet, lebenslänglich und ständig Antibiotika zu nehmen. Diese Verordnung zog verheerende Folgen nach sich: Die Frauen starben offensichtlich früher, vermutlich wegen der Dauerbehandlung mit Antibiotika. Ihr Leben war geprägt von Krankheit und Anfälligkeit. Virusinfektionen und Pilzerkrankungen waren bei ihnen besonders häufig und kaum zu behandeln. Dr. Ahumada hat in Tijuana nun ebenfalls Enyzme angewendet — mit dem Erfolg, daß wie in Kairo in fast allen Fällen die Infektionen auskuriert werden konnten.

Gürtelrose. Die vielleicht eindeutigsten und überzeugendsten Beweise ihrer Wirksamkeit lieferten Enzymbehandlungen bei der Gürtelrose (Herpes Zoster). Diese Virusinfektion, die häufig vor allem bei manchen Krebserkrankungen infolge der Unterdrückung der Abwehrkräfte auftritt, dauert im Durchschnitt über 20 Tage, manchmal auch doppelt so lange, und ist sehr schmerzhaft. Mehr noch als die eigentliche Krankheit werden aber die Nervenschmerzen gefürchtet, die oft monatelang, mitunter sogar jahrelang fortdauern und sehr zermürbend sind. Bis vor wenigen Jahren konnte man auch bei dieser Infektion lediglich versuchen, ihre Symptome abzuschwächen. Der Verlauf der Krankheit selbst war nicht zu verkürzen — auch mit hohen Dosen Vitamin B_{12} nicht. Noch schlimmer: Die nachfolgende Neuralgie ließ sich nicht mit Sicherheit verhindern.

In der Krebsnachsorgeklinik Waldsanatorium Urbachtal, Neukirchen, behandelte Dr. Wolfgang Bartsch in den letzten Jahren 85 Krebspatienten, die an Gürtelrose erkrankt waren, im wissenschaftlich exakten klinischen Test mit Enzymen (eine Kontrollgruppe nach der herkömmlichen Weise). Er konnte erreichen, daß die Enzymbehandelten teilweise sofort, größtenteils innerhalb von zwei bis vier Tagen, in wenigen Ausnahmefällen spätestens ab dem sechsten Tag frei waren von allen Schmerzen. Im selben Zeitraum bildeten sich auch die Knötchen, Bläschen und die Rötung der Haut zurück. Versager gab es keine.

Besonders bedeutungsvoll ist die Tatsache, daß in keinem einzigen Fall Nervenschmerzen auftraten. Damit gibt es endlich ein sicheres und rasch wirksames Mittel zur Heilung der Gürtelrose und zur zuverlässigen Verhütung der Neuralgie als möglicher Folge.

Grippe und grippale Infekte. Ganz ähnlich wie bei der Gürtelrose lassen sich erfolgreiche Enzymbehandlungen bei vielen anderen Virusinfektionen wissenschaftlich nachweisen. So etwa bei Mumps (Parotitis), bei Warzen, (die bekanntlich auch von Viren verursacht werden), bei Masern, ja selbst in der Kinderlähmung. Es scheint, als könnte der Organismus viel rascher und gezielter mit jeder Sorte von Viren fertig werden – wie immer das geschehen mag – wenn er über genügend wirksame, eiweißspaltende Enzyme verfügt.

Damit drängt sich natürlich die Frage auf: Wenn das so ist, wenn Enzyme tatsächlich bei Virusinfektionen so erstaunlich helfen, hat man dann nicht auch *das* Mittel gegen Grippe und alle grippeähnlichen Erkältungskrankheiten gefunden? Müßte es nicht beinahe spielend einfach sein, ohne Husten, Schnupfen und Halsschmerzen durch den Winter zu kommen, indem man vorbeugend Enzyme nimmt?

Professor Dr. Max Wolf hat in einem langfristigen Doppel-
blindtest mit Soldaten in Kanada den Nachweis geliefert,
daß eine solche vorbeugende Enzymtherapie tatsächlich
fast hundertprozentigen Schutz vor Grippe und Erkältungskrankheiten bietet. Zwei Drittel der Versuchspersonen, die
sonst nicht nur einmal, sondern mehrfach während der kal-
ten Jahreszeit krank waren, bleiben völlig gesund. Der Rest
erkrankte nur sehr leicht. Es gab nicht einen einzigen
schweren Grippefall.

Dieses günstige Ergebnis konnte in späteren Tests allerdings nicht wiederholt werden, so daß ein letztes Wort in der
Grippeprophylaxe mit Hilfe von Enzymen noch nicht ge-
sprochen ist.

Schon bei der Vorbeugung wirkt sich vermutlich aus, was
bei der Behandlung deutlich wird: Grippe und allgemeine
Erkältungskrankheiten sind fast immer Mischinfektionen.
Neben Viren, die gewissermaßen als »Bahnschlitten« fun-
gieren, sind immer bald auch Bakterien und Bazillen am
Werke, die von proteolytischen Enzymen nicht entscheidend angegangen werden können, weil es sich bei ihnen ja
um lebende Organismen handelt. Sobald es im Hals zu
kratzen beginnt oder die Nase sich rötet, ist es für Enzyme
meistens schon zu spät. Sie helfen natürlich, zerstörte Zellen abzubauen und zähen Schleim zu verflüssigen, so daß
er leichter ausgehustet werden kann. Somit wird durch Enzyme der Heilungsprozeß auch bei bakterieller Infektion
zumindest »kupiert«, das heißt: Die Krankheit äußert sich
nicht schlimm. Ihr Verlauf ist harmloser.

Vitamin C und Enzyme. Bei den Experimenten, mit Hilfe von
Enzymen Erkältungskrankheiten zu verhindern oder zu heilen, gibt es auffallende Parallelen zu den Versuchen mit Vitamin C. Obwohl es eine Reihe eindeutiger Beweise für die
Wirksamkeit von Vitamin C sowohl in der Vorbeugung als

auch in der Heilung von Erkältungskrankheiten gibt, wird gleichzeitig immer wieder ebenso eindrucksvoll vorgeführt, daß Vitamin C völlig wirkungslos ist. Während namhafte Wissenschaftler auf Vitamin C schwören und es in sehr hohen Dosen verordnen, halten andere eine Therapie damit für reine Verschwendung, die nur ein einziges Ergebnis zeitigt: die Verteuerung des Urins (womit angedeutet werden soll, daß die Vitamine vom Körper ungenützt ausgeschieden werden).

Das Zusammenspiel zwischen Vitamin C und bestimmten Enzymen ist nicht ganz einfach zu durchschauen. Doch einen Zusammenhang gibt es: Vitamin C ist ein Coenzym, das heißt: es wird im Organismus mit einem Eiweißkörper zusammen zum Enzym. Sicher ist damit, daß Vitamin C seine Wirkung nur entfalten kann, wenn es seinen Partner vorfindet, das Apoenzym, mit dem zusammen es aktiv werden kann. Ohne ihn findet es keinen Platz und muß, weil unnütz, den Organismus schleunigst wieder verlassen.

Vielleicht liegt hier das Geheimnis, warum Vitamin C einmal so wirksam ist, ein anderes Mal ohne jeden sichtbaren Effekt bleibt. Möglicherweise muß jeder, der Vitamin C zu sich nimmt, immer zugleich auch Enzyme verwenden, damit die erhoffte Wirkung nicht ausbleibt. Und – im Hinblick auf Erkältungskrankheiten – natürlich auch umgekehrt.

Slow-Virus. Schon an anderer Stelle wurde darauf hingewiesen: Nicht in jedem Fall entwickelt der Körper gegen eine Virusinfektion eine Entzündung mit dem Ziel, den Gegner zu vernichten. Manchmal, etwa beim Herpesvirus, trifft er beinahe so etwas wie ein Arrangement: Er duldet gleichsam den Eindringling in einem bestimmten Bezirk – sei es, daß er keine Waffe besitzt, ihn zu vernichten, sei es, daß sich das Virus so geschickt und gekonnt tarnt, daß es als Fremdling und Gefahr überhaupt nicht erkannt wird.

Solche getarnten Viren verstecken sich besonders gerne in Nervenzellen und richten von dort aus unbemerkt verhängnisvolle Schäden an.

So sind heute viele Wissenschaftler davon überzeugt, daß Krankheiten wie die multiple Sklerose von einem Virus, möglicherweise dem Masernvirus, verursacht werden, das sich in das Nervensystem eingeschlichen hat und dort unheimlich langsam sein tödliches Vernichtungswerk inszeniert: Schubweise werden Nervenzentren im Gehirn und im Rückenmark zerstört. Man spricht vom »langsamen Virus«, dem »slow-virus«.

Gerade bei derartigen Erkrankungen konnten Ärzte in jüngster Zeit mit Enzymbehandlungen zumindest vorübergehend dramatische Erfolge erzielen, die zu großen Hoffnungen berechtigen. Die Patienten lebten beschwerdenfrei um Jahre länger. In einzelnen Fällen wurde sogar so etwas wie eine Heilung erreicht.

7. Kapitel
Krebs und Enzyme

Die Entstehung von Krebs. Das »slow-virus« rückt heute auch bei der Erforschung der Krebsentstehung immer deutlicher in den Vordergrund.

Enzyme zur Behandlung von Krebs wurden schon vor Jahrhunderten angewendet: Die Indianer beispielsweise banden auf schlimme Wunden die Früchte und Blätter der Papayapflanze. Sie wußten, daß diese Pflanze bei Verbrennungen, Infektionen und Vereiterungen sehr gut hilft – ebenso bei bösartigen Geschwulsten. Und sie hatten erfahren, daß die Wunden nicht nur schneller heilten und Geschwulste verschwanden, sondern auch die Schmerzen alsbald nachließen, sobald dieses Naturheilmittel benutzt wurde.

Die Papayapflanze enthält das proteolytische Enzym Papain und gilt noch heute als besonders wertvolle Enzymquelle.

Ein Arzt in Philadelphia gab vor 150 Jahren seinen Krebspatienten als »Medizin« Magensaft und hatte gute Erfolge damit.

Als kurz später das Enzym Pepsin aus dem Magensaft isoliert werden konnte, wurde es ebenfalls alsbald als Krebsheilmittel eingesetzt.

Im Jahre 1902 erlebte die Enzymtherapie des Krebses einen vielbeachteten Aufschwung, als der Wissenschaftler Dr. John Beard Enzyme der Bauchspeicheldrüse bei bösartigen Geschwulsten zu Hilfe nahm. 1911 beschrieb er seine sensationellen Erfolge in einem Buch und erregte damit weltweites Aufsehen. Beard wurde überall nachgeahmt. Er verwendete Extrakte der Bauchspeicheldrüse frischgeschlachteter Tiere. Damals hatte er allerdings noch nicht die Möglichkeit, die Enzyme rein zu gewinnen, so daß es gelegentlich zu erheblichen Nebenwirkungen kam. Überzeugt von den Erfolgen versuchte man deshalb bald, die Enzyme industriell herzustellen. Und damit begannen die Mißerfolge: Man wußte nämlich nicht, daß die Enzyme, bei Zimmertemperaur gelagert, schon nach wenigen Stunden ihre Kraft einbüßen.

Die verwendeten Enzyme waren wertlos, die Enzymtherapie wurde aufgegeben und geriet in Vergessenheit.

1934 dann entdeckte der Wiener Arzt Dr. E. Freund, daß sich im Blut gesunder, krebsfreier Menschen eine Substanz befindet, die in der Lage ist, Krebszellen aufzulösen, während das Blut Krebskranker diese Fähigkeit nicht besitzt.

Dr. E. Freund versuchte nun natürlich, Krebs mit dem Blut gesunder Menschen zu heilen, doch er und sein Team mußten bald erkennen, daß das nicht funktioniert. Fügt man dem Blut eines gesunden Menschen etwa die halbe Menge des Blutes eines Krebskranken bei, dann verliert es seine Fähigkeit, Krebszellen aufzulösen. Das Blut Krebskranker besitzt offensichtlich etwas, das die Krebszellen schützt.

Dr. Freund isolierte nun die krebsauflösende Substanz aus dem Blut gesunder Menschen, er nannte sie Normalsubstanz. Damit erreichte er ganz beachtliche Erfolge. Der Zweite Weltkrieg hinderte den Wiener Arzt daran, seine »Normalsubstanz« chemisch zu identifizieren. Erst Professor Dr. Wolf und der Wiener Forscher Dr. Christiani erkannten sie als proteolytisches Enzym.

Ein Enzym, das Krebszellen auflösen kann, indem es durch ihre geschwächte und veränderte Schutzhülle eindringt, das gesunde und stabile Zellen dagegen völlig unbehelligt läßt.

Ein Enzym, das bei Krebskranken nach einer gewissen Zeit der Erkrankung allerdings nicht mehr wirksam werden kann, weil die Krebszellen ein Gegenmittel bereithalten, einen Inhibitor, der das Enzym neutralisiert.

Inzwischen ist vielfach und recht überzeugend dargestellt worden, daß das Blut gesunder Menschen reich ist an Enzymen, die Eiweiß, Fett und Stärke spalten. Bei Patienten, die an Entzündungen oder Infektionen leiden, ist der Enzymspiegel deutlich herabgesetzt.

Den bei weitem niedrigsten Enzymgehalt im Blut besitzen in der Regel Krebspatienten. Man darf deshalb annehmen, daß ein Mangel an Enzymen – sei er ererbt, also angeboren, oder durch Krankheit oder falsche Ernährung erworben – die Voraussetzungen schafft, an Krebs zu erkranken.

Die These wird noch gestärkt durch die Tatsache, daß der Mensch mit dem Altern immer weniger in der Lage ist, Enzyme selbst zu produzieren. Sein Organismus verarmt – und dann treten eben die sogenannten »Alterskrebse« auf – Krebserkrankungen wie Prostatakrebs oder manche Brustkrebsarten, die erst nach dem 40. Lebensjahr beobachtet werden.

Das heißt aber nicht weniger als: Es muß möglich sein, durch gezielte Vorbeugung mit Enzymen Krebs zu verhindern. Der vielleicht prominenteste Enzymforscher der Gegenwart, Professor Dr. Heinrich Wrba, Direktor des Krebsforschungsinstituts der Universität Wien, sagt denn auch: »Würde man heute gezielt daran gehen, die krebsgefährdeten Menschen systematisch prophylaktisch zu behandeln, könnte man die Rate der Krebserkrankungen um 50 Prozent senken.«

Es wäre längst kein Problem mehr, jene Menschen aus der Gesamtbevölkerung herauszufinden, die in besonderer Weise krebsgefährdet sind. Sie müßten vorbeugend behandelt werden, damit Krebs im Keim erstickt wird und erst gar nicht dazu kommt, sich mit Schutzstoffen vor den Körperabwehrkräften in Sicherheit zu bringen.

Eine solche Krebsprophylaxe wäre mit entsprechenden Enzymen möglich.

Wie kommt es zum Krebs? Um das zu begreifen müssen wir uns zunächst mit der Entstehung der so sehr gefürchteten Krankheit befassen. Immer dann, wenn die Menschheit durch eine Seuche bedroht war, machten sich die Forscher in fieberhafter Emsigkeit daran, alles, was als Heilmittel greifbar war, durchzuprobieren, um das Mittel herauszufinden, das speziell für diesen Fall seit jeher im Schoße der Natur bereit lag. Schließlich galt unbestritten die Überzeugung: »Gegen jedes Übel ist ein Kraut gewachsen.« Zum »Kraut« aber rechnete man alsbald nicht nur dessen Extrakte, sondern auch chemische Substanzen, die in der Retorte hergestellt wurden.

Auch im Falle Krebs gingen die Forscher zunächst diesen Weg und suchten nach diesem »Krebsheilmittel«. Obwohl kein Zweifel daran bestand, daß der Name Krebs nur ein Sammelbegriff ist für viele, in sich recht verschiedene Erkrankungen, haben diese alle doch eines gemeinsam: Im Organismus wachsen Körperzellen unkontrolliert drauflos. Es entsteht ein Wildwuchs, der seine Umgebung erdrückt, erdrosselt, verseucht. Dieser Wildwuchs ist bösartig.

Nahezu 100000 Forscher testeten Millionen Pflanzenextrakte und Chemikalien und probierten viele hundert Heilmethoden aus. Letztlich gelangten sie zu der enttäuschenden Einsicht: Das immer und in jedem Fall sicher wirkende »Kraut« gegen Krebs gibt es nicht. Krebs ist auch keine Krankheit, die man wie Pocken oder Kinderlähmung eines Tages ausrotten könnte. Hier galt es völlig umzudenken.

Die Krebsforscher änderten die Methode: Sie setzten sich daran, erst einmal herauszufinden, wieso es überhaupt zu Krebserkrankungen kommt.

Zwar wußte man, daß Strahlen wie etwa die Röntgenstrahlen oder Radioaktivität Krebs auslösen können. Man fand nach und nach auch nahezu 100 chemische Substanzen, die, in bestimmten Mengen angewendet, mit hoher Wahrscheinlichkeit zu Krebs führen. Beispielsweise Verbrennungsrückstände, die beim Grillen entstehen und manche Schimmelpilze in verdorbenen Lebensmitteln. Auch Bestandteile des Tabakrauches gehören dazu. Es wurden Viren entdeckt, die ebenfalls an der Entstehung von Krebs beteiligt sein können. Schließlich wurde immer deutlicher, daß auch die seelische Verfassung eines Lebewesens bei der Krebsentstehung eine Rolle spielt. Längst ist es überhaupt kein Problem mehr, Krebs bei Tierversuchen gewissermaßen auf Befehl »wachsen zu lassen«. Allerdings: Damit ist noch nicht geklärt, auf welche Weise die Strahlen, die Chemikalien, die Viren oder gar Streß eine Zelle dazu bringen, sich dem Gesamtplan des Organismus zu entziehen und in bedrohlicher Weise drauflos zu wachsen.

Diese Frage ist bis zur Stunde nicht geklärt. Während viele Krebsforscher beinahe starrsinnig an ihrer »Umwelttheorie« festhalten und immer wieder darauf hinweisen, daß Krebs nur verhindert werden kann, indem man krebserregende Stoffe soweit wie möglich meidet (also nicht raucht, gewisse Speisen absetzt und Giftstoffe aus einer Umgebung verbannt – ein Unterfangen, das in unserer modernen Welt ziemlich aussichtslos erscheint, zumal einige krebserregenden Stoffe bekanntermaßen erst im Körper aus der Verbindung oder dem Zerfall harmloser Chemikalien entstehen), glauben andere, daß Chemikalien und Strahlen lediglich Wegbereiter der Krebserkrankung sind, nicht aber die eigentliche Ursache. Man stellt sich vor, daß durch sie an den Zellen Schäden entstehen, die letztlich Viren den Zugang zu den wichtigen Schaltstellen und Befehlszentralen frei machen. Diese Viren aber – so wird angenommen – füttern nun den »Zellcomputer« mit falschen Daten und veranlassen so das fehlerhafte Wachstum der Zelle.

Bisher konnten Viren zumindest bei Krebserkrankungen des Menschen praktisch niemals entdeckt werden. Auch nicht Teile von ihnen. Man spricht deshalb von den »Fremdlingen unter der Tarnkappe«. Eine Erklärung dafür wäre, daß sich die Viren selbst völlig auflösen und nur Teile ihres »Gehirns« in das »Gehirn« der Zelle einschmuggeln.

Klebrigkeit macht Krebs. Sollte sich in der Zukunft nachweisen lassen, daß die Virustheorie zumindest für einige Krebserkrankungen zutrifft, wäre es eines Tages wohl auch möglich, gegen die »Infektion« vorbeugend zu impfen. Allerdings darf man daran keine allzu großen Hoffnungen knüpfen.
Zuerst müßte herausgefunden werden, welches Virus den Krebs verursacht. Möglicherweise sind es sogar mehrere. Sodann müßte der Impfstoff – ähnlich wie bei der Grippe – den Veränderungen der Viren stets angepaßt werden. Schließlich wird, beispielsweise bei Brustkrebs, das Virus oder Teilchen von ihm vermutlich schon mit der Muttermilch übertragen – also von der Mutter auf das Kind. Erst rund 40 Jahre später entwickelt sich möglicherweise daraus die Krebserkrankung. Das heißt: Ein halbes Menschenleben lang müßte man abwarten, um herauszufinden, ob der Impfstoff, den kleine Babys bekommen haben, tatsächlich wirkt.
Und was passiert in der Zwischenzeit?
Gerade Erkrankungen wie Brustkrebs machen deutlich, daß der Krebs sich überwiegend ganz offensichtlich erst dann durchsetzen kann, wenn der Organismus alt wird, wenn seine Abwehrkräfte langsam erlahmen.

Und hier liegt der entscheidende Ansatzpunkt für die moderne Krebstherapie: Die Abwehrkräfte müssen so intakt gehalten werden, daß der Körper sich selbst immer wieder vom Krebs befreien kann.

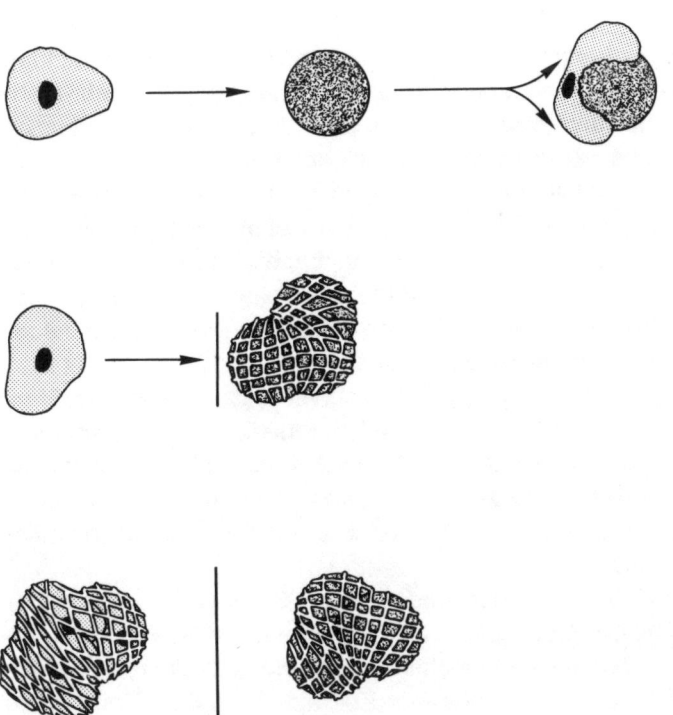

Trifft eine gesunde »Killerzelle« auf eine Krebszelle, wird diese angegriffen und zerstört.

Hat sich die Krebszelle – oder ein Bündel von Zellen – in ein Fibrinnetz gehüllt, kann die »Killerzelle« die Gefahr nicht mehr erkennen.

Sind »Killerzellen« und Krebszellen vom Fibrin eingesponnen, dann hat die Körperabwehr aufgehört zu funktionieren.

Viele Statistiken zeigen, daß Krebs in unserem Jahrhundert nicht zugenommen hat. Es erreichen lediglich mehr Menschen als früher das hohe Alter, in dem sich die meisten Krebserkrankungen erst zeigen. Prostatakrebs, die meisten Brustkrebserkrankungen aber auch Unterleibskrebs und Lungenkrebs (Bronchialkrebs) sind sogenannte Alterskrebse. Sie treten heute durchschnittlich etwas früher auf als in zurückliegenden Zeiten, weil Streß und übermäßige seelische Belastungen die Menschen der Industrienationen vorzeitig altern lassen.

Dabei passiert etwas Verhängnisvolles: Die Lymphozyten, eine besondere Art der weißen Blutkörperchen, man nennt sie auch »Killerzellen«, die die Aufgabe haben, zugleich mit Krankheitserregern auch Krebszellen zu vernichten, werden zusehends unaktiver. Sie können auch nicht mehr zupacken.

Daß im gesunden und stabilen Organismus die mörderischen Krebszellen von der eigenen Körperabwehr tatsächlich als gefährliche erkannt und deshalb zerstört werden, steht seit geraumer Zeit außer Zweifel. Krebszellen besitzen eine veränderte Außenhaut. Sie ist nicht glatt wie die einer normalen Zelle, sondern rauh, wollartig. Und sie besitzt auch andere Eiweißstoffe. Der Organismus reagiert auf sie wie auf ein fremdes Organ, das implantiert wurde: Er versucht, den Fremdkörper abzustoßen.

Neben den Abwehrkräften sind es vor allem aber Enzyme, die das Eiweiß der Krebszelle auflösen – solange diese nicht bereits in der Lage ist, sich mit einem Enzymhemmer dagegen zu schützen oder sich hinter einem dichten Fibrinnetz zu verbergen.

»Schwimmt« eine Krebszelle frei im Körper, kann sie höchstens 48 Stunden überleben. Meistens stirbt sie schon nach 12 Stunden ab. Nur in dieser Zeit haben Abwehrkräfte die Möglichkeit, Krebszellen zu vernichten.

Diese versuchen nämlich sofort, sich an der Innenhaut eines Blutgefäßes festzusetzen und in das Gewebe hineinzuwachsen. Das ist ihre einzige Überlebenschance: Krebs kann nur wachsen, wenn dieser »Anschluß« an das Versorgungsnetz des Körpers gelingt.

Das erste Anhaften aber – und das ist ganz entscheidend – ist nur möglich, weil Krebszellen eine gewisse Klebrigkeit besitzen. Die amerikanischen Forscher nennen sie die krebstypische »cancer cell stickiness«.

Diese Klebrigkeit besteht aus Fibrinablagerungen auf der Außenhaut der Krebszelle. Beseitigt man sie – etwa durch enzymatische Auflösung des Fibrins – dann muß die Krebszelle absterben. Sie kann sich nicht mehr festsetzen und damit auch nicht wachsen. Sie ist gleichzeitig ohne »Rüstung« den Abwehrkräften ausgeliefert. In wenigen Stunden ist der Krebs »geheilt«. Diese endgültig geklärte Tatsache ist ebenso bedeutsam für die Entstehung und Verhinderung von Krebs wie auch für die Bekämpfung von Metastasen, wie später noch gezeigt wird. Experimentell läßt sich die Wirkung der Fibrinlösung sehr eindrucksvoll nachweisen: Gibt man krebskranken Tieren fibrinlösende Enzyme, bleiben Tochtergeschwulste aus. Es kann sich im Körper kein neuer Krebs ausbilden. Erhalten die Tiere dagegen einen Enzymblocker, also das Gegenmittel, das Fibrin ungehemmt sich entfalten läßt, wird die Metastasenbildung vermehrt und beschleunigt.

Ganz zufällig lieferte der Münchner Frauenarzt Professor Dr. H. Ludwig einen eindrucksvollen Beweis dafür, daß die »Klebrigkeit« des Blutes mit der Metastasenbildung tatsächlich in direktem Zusammenhang steht. Professor Ludwig gab Patientinnen, die an Unterleibskrebs litten, während der Strahlenbehandlung ein enzymartiges Mittel, in der Absicht, auf diese Weise Thrombosen zu verhindern. Sechs Jahre später stellte ein Mitarbeiter von Professor

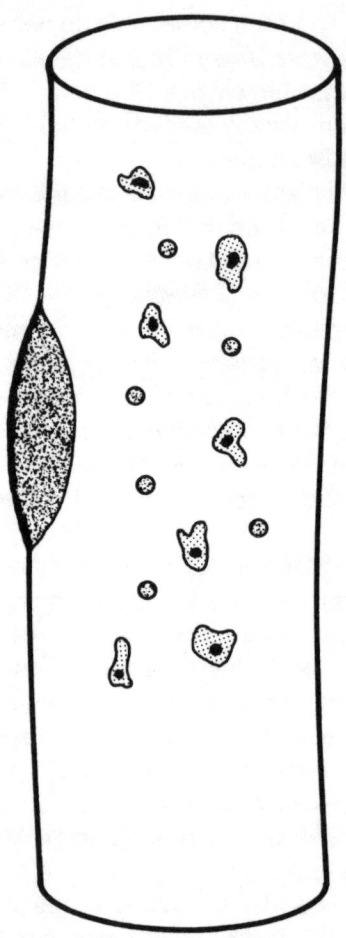

Die Krebszelle kann nur wachsen, wenn es ihr gelingt, sich an der Gefäßwand festzusetzen. Umgarnt mit Fibrin besitzt die Krebsgeschwulst dort einen guten Schutz gegen Abwehrkräfte des Körpers. Frei »schwimmende« Krebszellen dagegen sterben spätestens nach 48 Stunden, meistens viel früher, ab.

Ludwig fest, daß bei diesen Frauen über die Hälfte weniger Metastasen aufgetreten waren als bei anderen, die das Thrombose lösende Mittel nicht bekommen hatten. Genaue Gewebsuntersuchungen ergaben, daß Fibrin die Metastasenbildung begünstigt.

Fibrin kann noch zweifach eine verhängnisvolle krebsschützende Rolle spielen:

Sobald sich eine Krebszelle festsetzen konnte, wird sie bei starker Neigung zur Fibrinbildung sofort in ein dichtes Netz eingesponnen. Es bildet sich ein kleiner Thrombus um sie herum. Damit ist es aber endgültig vor dem Zugriff der Abwehrkräfte in Sicherheit: Sie können den gefährlichen Gegner nicht mehr entdecken. Er hat sich maskiert.

In diesem Stadium können nur noch fibrinlösende Enzyme helfen, die die Krebszelle wieder freilegen, indem sie den »Schutzmantel« auflösen und somit auch den Killerzellen den Zugang zum Gegner schaffen.

Der dritte Fibrinfehler: Besitzt der Körper einen Mangel an wirksamen, aktiven fibrinlösenden Enzymen, dann legt sich das Enzym nicht nur auf Krebszellen, sondern sogar auf die Lymphozyten selbst. Die Killerzellen werden lahm und greifen nicht mehr an. Erst wenn man mit Hilfe von Enzymen diese Fibrinschicht »abverdaut«, werden sie wieder aggressiv und somit wirksam.

Dieser Fibrindefekt an Lymphozyten wird oft nach schweren Krebsoperationen oder sehr intensiver Behandlung mit chemischen Krebsmitteln beobachtet: Wenn der Krebstumor fast völlig vernichtet wurde, ein winziger Rest aber übrigblieb, beginnt dieser Rest gerne geradezu explosionsartig zu wachsen, so daß er bald schlimmer ist als der ursprüngliche Tumor. Der Hintergrund dieser Katastrophe: Beim Zerfall der großen Geschwulst – oder bei dem schweren chirurgischen Eingriff – wird der Körper mit Fibrin überschwemmt, das sich auf Abwehrkräfte kleistert und sie un-

wirksam macht. Der Tumor kann ungehemmt drauflos-
wachsen.

Und jetzt wird auch verständlich, warum mit dem Alter
Krebserkrankungen so stark zunehmen und wieso seelische Belastungen krebsfördernd sind: Der Körper ist im
Alter nicht mehr in der Lage, ausreichend fibrinlösende Enzyme zu produzieren. Falsche Diät, Streß, psychische Erkrankungen aber – und das ist eindeutig erwiesen – ver-
schieben das Gleichgewicht von Fibrinbildung und Fibrinlösung zugunsten der Fibrinbildung. Es wären also gerade
jetzt nach dem 40. Lebensjahr mehr fibrinlösende Enzyme
nötig als in jüngeren Jahren.

Viele, vor allem amerikanische Forscher, konnten diese
Zusammenhänge sogar in Tierexperimenten nachweisen:
Spritzt man Ratten Krebsviren ein, dann leben sie bedeutend länger, wenn sie besonders gut gepflegt, gestreichelt
und überhaupt liebevoll behandelt werden als andere Tiere,
die man isoliert aufwachsen läßt und nicht streichelt. Der
Krebsforscher Professor Solomon konnte dann zeigen, daß
gefühlsmäßige Belastungen eines Menschen seine Wider-
standskräfte hemmen und damit zur unkontrollierbaren
Ausbreitung von Krebszellen führen. Was kränkt macht
auch krank. Kummer, Sorgen, Lieblosigkeit machen krebs-
krank.

Wie ist es aber nun mit jenen Stoffen, die von Krebszellen
produziert werden, um damit das Immunsystem lahmzule-
gen?

Auch sie können durch bestimmte proteolytische Enzyme
aufgelöst und zerstört werden.

Das alles aber bedeutet: Krebs läßt sich verhindern und im
Anfangsstadium auch heilen, solange das Abwehrsystem
nicht defekt ist. Solange genügend Enzyme vorhanden
sind, das Fibrin aufzulösen, damit die Abwehr aggressiv
bleibt und auch an den Gegner herankommt.

Es läßt sich also eine wirksame Krebsvorbeugung betreiben, indem man die Abwehr von Zeit zu Zeit stimuliert. Die beste »Immunpeitsche« aber sind Enzyme.

Schon der bekannte Krebsarzt Dr. Josef Issels hat um die Bedeutung des Immunsystems bei der Krebstherapie gewußt. Er war vor Jahrzehnten bereits auf dem richtigen Weg – nur kannte man damals diese biochemischen Zusammenhänge eben noch nicht.

Enzyme nach der Krebsoperation. Solange der Mensch keine Beschwerden verspürt, mag er nicht an mögliche Krankheiten erinnert werden. Schon gar nicht an Krebs. Mit einem gewissen Recht: Wie schnell macht man sich unnötige Sorgen, hört man angstvoll in sich hinein und schafft so als Hypochonder erst den Boden, auf dem Krebs gedeihen kann.

Vorbeugende Maßnahmen, auch Vorsorgeuntersuchungen, sind deshalb unpopulär. Vielleicht sollten sie auch nicht so allgemein wie bisher, sondern gezielter betrieben werden: Man müßte versuchen, die besonders gefährdeten Gruppen aus der Gesamtbevölkerung herauszufiltern, um ihnen eine besonders sorgfältige prophylaktische Betreuung anzubieten. Mit dieser Betreuung könnten die meisten Krebserkrankungen verhindert und viele hunderttausend Menschenleben gerettet werden.

Da auch Schmerzen für sehr viele Menschen noch kein Grund sind, den Arzt aufzusuchen – sie warten solange in trügerischer Hoffnung auf eine Besserung, bis die Schmerzen nicht mehr zu ertragen sind – wird der Arzt mit Krebserkrankungen in der Regel erst konfrontiert, wenn sie sich bereits in fortgeschrittenem Stadium befinden: Der Knoten in der Brust läßt sich durch Tasten feststellen, der Prostatakrebs hat die Harnröhre bereits blockiert, der Lungenkrebs verursacht höllische Schmerzen.

Hat es einen Sinn, in solchen Fällen noch Enzyme anzuwenden? Können die Abwehrkräfte, nachträglich gestärkt und wieder geschärft, bei größeren Tumoren noch zupakken?

Sie können – jedoch nur unter bestimmten Bedingungen.

Auch Enzyme sind in diesem Stadium kein Allheilmittel, doch sie vermögen ganz entscheidend zu helfen.

Als Faustregel gilt: Solange ein Tumor nicht größer ist als 20 Millimeter im Durchmesser, können intakte Immunkräfte ohne zusätzliche Hilfe mit ihm fertig werden. Sie fressen ihn regelrecht auf.

Ist der Tumor größer, dann vermag er sich entschiedener zur Wehr zu setzen. Enzyme können ihn nur noch packen, wenn sie direkt und in größeren Mengen an die Krebszellen herangebracht werden. Nimmt man nur ein paar Dragees ein, dann verteilen sich die Enzyme auf den ganzen Organismus. Es gelangen zu wenige von ihnen an den Tumor heran, so daß der Krebs nicht entscheidend besiegt werden kann.

Man wird deshalb, wo immer es möglich ist, den Tumor herausschneiden.

Dabei taucht allerdings ein schwieriges Problem auf: In rund 80 Prozent aller erfolgreichen Operationen kehrt der Krebs wieder. Entweder blieben winzige Reste des Tumors unentdeckt zurück oder es hatten sich bereits vor der Operation Tochtergeschwulste an anderer Stelle des Organismus angesiedelt.

Im ersten Fall wächst der ursprüngliche Tumor wieder – wie schon erwähnt oft sogar explosionsartig. Im zweiten Fall bilden sich neue Geschwulste, vorwiegend in der Lunge.

Darin besteht die eigentliche Gefährlichkeit von Krebs: Die meisten Menschen sterben nicht am ursprünglichen Tumor, sondern an Tochtergeschwulsten, die ihrerseits zu großen Tumoren heranwuchsen und selbst wieder neue Tochtergeschwulste abgeben.

Die bisherigen Methoden, mit Hilfe von Bestrahlungen oder Zytostatika (zellwachstumshindernde Medikamente) dieses Aufflackern des Krebses zu verhindern, sind unbefriedigend. Medikamente und Strahlen machen nicht selten den Schaden nur noch größer und das Leiden unerträglicher. Sehr wirksam und unproblematisch sind dagegen Enzyme. Bei richtiger Anwendung vernichten sie die noch im Körper existierenden Krebszellen so gründlich, daß die Krankheit nicht wieder auftaucht.

Speziell bei der Metastasenausschaltung übertrifft die Enzymbehandlung alle anderen bisher angewandten Methoden. Es ist grundfalsch anzunehmen, nur sehr große, gewissermaßen »reife« Tumoren würden Tochtergeschwulste abgeben. Schon von kleinsten Knötchen können Krebszellen über die Blutbahn oder das Lymphsystem ausgeschwemmt werden. Ein Wissenschaftler fand beispielsweise bei 162 Patienten, deren Stimmbandkarzinom noch so winzig klein wie ein Reiskorn war, bereits in 90 Fällen Metastasen.

Tumorzellen werden vermutlich ständig ausgeschwemmt. Solange sie im Blut kreisen und sich nicht angesiedelt haben, sind sie verletzlich und können nicht wachsen. In diesem Stadium können sich also auch keine Metastasen bilden. In vielen Kliniken werden deshalb nach einer Operation – aber auch nach oder schon während einer Chemotherapie – Enzyme gegeben. Und darin liegt die vielleicht größte Bedeutung der Enzymanwendung überhaupt: *Mit Enzymen lassen sich Metastasen verhindern und kleine schon vorhandene Metastasen zerstören.* Die Ergebnisse der bisherigen Erprobungen sprechen für sich.

Von 120 Ratten, denen Sarkomzellen eingesetzt und gleichzeitig ein Enzymgemisch gegeben wurde, überlebten 70 Prozent die sonst absolut tödliche Maßnahme.

Bei einer großangelegten klinischen Studie konnte die Rückkehr der Krebserkrankung bei rund der Hälfte der sonst üblichen Fälle verhindert werden, obwohl die Enzymbehandlung nur während des Klinikaufenthaltes, also zeitlich sehr begrenzt durchgeführt wurde.

Das schon angeführte Beispiel der Rettung von Frau Elisabeth Krieger macht deutlich, daß mit Enzymen selbst bei hoffnungslosen Erkrankungen die Wende zum Guten erreicht werden kann.

Professor Dr. Heinrich Wrba aus Wien urteilt deshalb: »Enzyme sind zweifellos ein ausgezeichnetes Adjuvans in jeder Situation der Krebstherapie, wobei besonders bemerkenswert ist, daß eine Überdosierung nicht möglich ist und Nebenwirkungen mit aller Sicherheit ausscheiden. *Die Hemmung der Metastasierung ist in diesem Zusammenhang gesichert.* Sinnvoll ist dabei selbstverständlich nur eine über längere Zeiträume gehende Dauertherapie.«

Enzyme vor der Operation. Von einer geradezu sensationellen Form der Behandlung mit Enzymen vor der Operation wird in allerjüngster Zeit aus Wien berichtet. Sie eröffnet endlich die Möglichkeit, bei Brustkrebs – wird er im frühen Stadium erkannt – die Brust zu retten, den Tumor unter Umständen sogar ohne Operation zu entfernen:

Krebstumore wachsen leider nicht in einem festumgrenzten, dichten Verband, einem Knäuel, den der Chirurg sauber vom gesunden Gewebe abtrennen könnte, sondern sie schicken sternförmig Ausläufer in das gesunde Gewebe hinein. Will der Arzt einen kirschkerngroßen Tumor herausschneiden, dann muß er zugleich rund um ihn herum wenigstens zwei Zentimeter des gesunden Gewebes mitentfernen, um sicher zu gehen, daß nichts von diesen Auläufern zurückbleibt und von neuem zu wachsen beginnt. Ist der Tumor größer als ein Kirschkern, muß deshalb fast immer vorsichtshalber die ganze Brust entfernt werden.

Das ist vielleicht schon bald nicht mehr nötig. Der Chirurg Dr. Ottokar von Rokitansky in Wien behandelt Brustkrebspatientinnen vor der Operation mit Enzymen. Damit erreicht er, daß sich die spitzen Ausläufer des Tumors zurückziehen, so daß der Tumor ganz rund und durch eine besondere Schicht vom gesunden Gewebe abgetrennt wird. Jetzt läßt er sich wie ein Eitersäckchen problemlos herausschälen. Das umliegende Gewebe wird dabei nicht einmal verletzt. Von den präoperativ enzymbehandelten Patienten blieben insgesamt 45 Patientinnen 5 Jahre rezidiv- bzw. metastasenfrei, dies sind 90 % der Gesamtgruppe. 16 dieser 45 Patientinnen sind bereits seit 10 Jahren rezidiv- und metastasenfrei. Lediglich bei 5 Patienten (10 %) sind Rezidive bzw. Metastasen aufgetreten. Von den nicht enzymbehandelten Patienten, die im selben Zeitraum operiert wurden, blieben 37 rezidiv- und metastasenfrei, dies sind 74 % der Gesamtgruppe. 13 der 37 Patienten sind bereits seit 10 Jahren rezidivfrei.

Diese Methode der präoperativen Enzymbehandlung bleibt sicherlich nicht auf Brustkrebs-Erkrankungen beschränkt. Dr. von Rokitansky hat mit seinen Erfolgen führende Experten aus aller Welt nach Wien gelockt. Hoffentlich kommt diese Methode bald ebenso weltweit vielen Frauen zugute.

Enzyme und Bestrahlungen. Die dritte traditonelle Waffe gegen Krebs ist neben dem Skalpell und der Chemotherapie die Bestrahlung. Sie kommt hauptsächlich bei Tumoren zum Einsatz, die nicht operiert werden können, weil sie entweder so versteckt liegen, daß der Chirug nicht beikommen kann, oder in fortgeschrittenem Stadium bereits von einem Organ in ein lebenswichtiges anderes hinübergewachsen sind. So legt man beispielsweise radioaktiv strah-

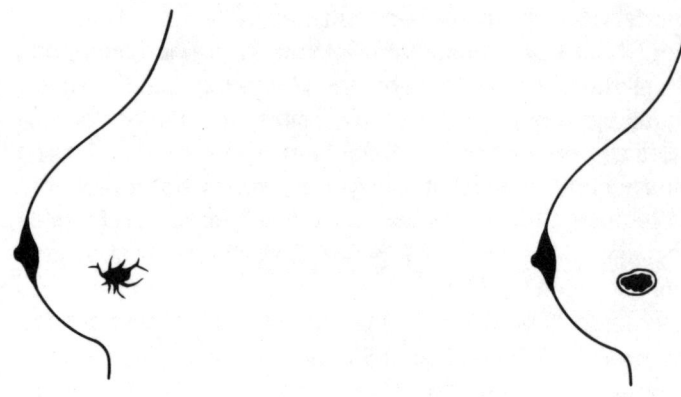

Links: Krebsknoten in der Brust wachsen nicht schön abgegrenzt vom gesunden Gewebe, sondern schicken spitze Ausläufer nach allen Richtungen aus. Deshalb ist es so schwierig, einen solchen Knoten so zu entfernen, daß kein Krebsgewebe zurückbleibt.
Rechts: Nach einer Behandlung mit Enzymen ist der Knoten »rund« geworden und völlig isoliert vom gesunden Gewebe. Der Arzt kann ihn problemlos herausziehen.

lendes Material in die krebserkrankte Gebärmutter, wenn Krebs schon umliegendes Gewebe erfaßt hat. Oder man bestrahlt Tumoren im Kopf und in der Lunge.

Am häufigsten aber werden Bestrahlungen nach einer Operation vorgenommen. Sie sollen helfen, das hohe Risiko eines erneuten Krebswachstums durch zurückbleibende Zellen des ursprünglichen Tumors oder durch Metastasen in einem anderen Körperteil auszuschalten. Die Strahlentherapie gehört praktisch zu jeder Brustamputation.

Leider können auch Strahlen, ähnlich wie Zytostatika, zwischen gesundem und krankem Gewebe nicht unterscheiden. Krebszellen sind ihnen gegenüber zwar anfälliger, doch weiß man umgekehrt, daß es gerade durch Strahlen im gesunden Gewebe auch erst zu Krebs kommen kann.

Obwohl die Strahlentherapie in den letzten Jahrzehnten enorm verbessert wurde – man fand beispielsweise stets noch »weichere« Strahlen, die nicht so radikal zerstören und man kann diese Strahlen weit besser dosieren und gezielter zum vermuteten Krebstumor bringen –, sind die angerichteten Schäden neben der positiven Wirkung nicht selten recht beachtlich. Zu den Strahlenschäden gehören Verbrennungen der Haut (die manchmal aussieht wie Kohle) und Lymphstauungen von oft ungeheurem Ausmaß.

Der betroffene Oberarm wird teigig, dick aufgeschwemmt, die Schwellung greift nach und nach auch auf den Unterarm über, wird immer dicker und härter. Der Arm läßt sich dann kaum mehr bewegen und bereitet große Schmerzen. Er sieht aus wie ein Elefantenbein.

Die Ursache dieser scheußlichen Strahlenfolge: Die Lymphgefäße wurden »verschmort«. Die wäßrige Flüssigkeit, die den ganzen Körper durchströmt und dabei vor allem Abwehrkräfte zu jeder einzelnen Zelle bringt, sammelt sich wie in einem Staubecken mehr und mehr an.

Bei Hautverbrennungen und Lymphstauungen können

Enyzme wohltuend und heilend helfen. Im ersten Fall tragen sie – wie mehrfach geschildert – entscheidend dazu bei, daß totes und krankes Gewebe rasch abgebaut und die Heilung durch die bessere Durchblutung beschleunigt wird.

Im zweiten Fall werden die verschlossenen Lymphgefäße wieder frei gemacht, so daß die Lymphe abfließen kann. Auch hier bewirkt die verbesserte Durchblutung zusätzlich die Normalisierung der geschädigten Gewebe.

Der Chefarzt der Strahlen- und Nuklearmedizinischen Abteilung des Städtischen Krankenhauses Kaufbeuren, Dr. H. Keim, hat 30 Patienten mit Lymphstauungen nach einem Brustkrebs behandelt und anschließend neun Monate lang beobachtet. Nur in vier Fällen war die Anwendung von Enzymen ohne Erfolg. Bei allen anderen Frauen konnte der Umfang der Arme verkleinert und die Verhärtung gemildert werden – und die Erfolge waren beständig. Die Frauen empfanden die Besserung von Anfang an als sehr wohltuend.

Dr. Keim brachte die Enzyme mit Hilfe galvanischer Ströme in das geschädigte Gewebe: Er trug eine breiartige Enzymmischung auf die Haut und ließ feine Ströme von etwa 10 Milliampère von einer Elektrode zur andern fließen (die zweite war an der gegenüberliegenden Seite des Arms oder an der Schulter angebracht). Der Strom nimmt die Enzyme mit und bringt sie innerhalb von etwa 15 Minuten an den »Unfallort« im Gewebe.

Als dritter Strahlenschaden muß gelegentlich eine sehr schmerzhafte Narbenbildung an Organen hingenommen werden. Er tritt besonders gern im Genitalbereich auf und beeinträchtigt ebenso wie der Lymphstau und Hautverbrennungen das Lebensgefühl der Patienten ganz erheblich. Neben den Schmerzen bedeuten diese Narben meistens das Ende des Geschlechtsverkehrs.

Bekommt der Patient während der Strahlentherapie und hinterher Enzyme, dann darf er fast hundertprozentig sicher sein, daß dieser Defekt unterbleibt.

Lokale Behandlung mit Enzymen. Aus allem, was bisher über Enzyme als »Krebsheilmittel« gesagt wurde, geht eindeutig hervor: Enzyme sollten eigentlich bei keiner Therapie fehlen, wie immer sie aussehen mag. Sie richten niemals einen Schaden an, sind für den Kranken keinerlei Belastung, sondern tragen immer dazu bei, daß andere Maßnahmen noch wirksamer werden.

Doch Enzyme vermögen auch sehr viel von sich aus. Sie sind mehr als nur eine zusätzliche Therapie. Arzt und Patient stellen sie allerdings vor ein Problem: Es muß ein Weg gefunden werden, die Enzyme in ausreichender Menge an die Krebszellen heranzubringen.

Hier liegt der Schlüssel für die große Enttäuschung, die vor wenigen Jahren manchen Wissenschaftler nach einer ersten großen Euphorie bewog, die Enzyme wieder beiseite zu legen: Das hochgepriesene »Krebswundermittel« konnte nicht halten, was man sich von ihm versprochen hatte – weil es falsch angewendet wurde.

Bei fortgeschrittener Krebserkrankung – das ist inzwischen klar geworden – nützen ein paar Enzym-Dragees oder Zäpfchen oder eine Spritze wenig: die vom Tumor gebildeten Abwehrkräfte gegenüber Enzymen sind bereits zu stark.

Es gibt allerdings eine Möglichkeit, sie zu überwinden: Die Enzyme dürfen nicht wahllos über den ganzen Organismus ausgeschüttet werden – sie müssen gezielt zum Tumor, am besten direkt in den Tumor hinein.

Das zeigen die geradezu sensationellen Erfolge bei Pleurakarzinosen:

Es gibt eine Krebserkrankung im Brustfell, die aus einer sulzigen Substanz besteht. Sie füllt die Pleurahöhle nach und nach, indem sie selbständig wächst. Die Lunge wird dadurch immer mehr abgedrückt. In den meisten Fällen sind diese flüssigen Karzinome Metastasen. Die Heilungschance lag bisher bei nur 22 Prozent.

Seit kurzem gibt es nun vier Forschungsberichte, aus denen hervorgeht, daß mit Enzymen weit über 80 Prozent der Pleurakarzinosen »trocken gelegt«, mit anderen Worten also geheilt werden können.

Der wohl eindrucksvollste Bericht stammt aus dem Ludwig-Boltzmann-Institut für klinische Onkologie im Krankenhaus Lainz in Wien. Dr. O. Kokron schildert die Behandlung von 235 Patienten mit einem Enzymgemisch.

Bei 99 von ihnen trocknete der Pleuraerguß völlig aus oder verschwartete. Und zwar waren 18 Patienten bereits nach zwei Wochen, 43 nach einem Monat und 27 nach zwei Monaten frei. 42 Prozent der Patienten also erreichten die Vollremission innerhalb von vier Monaten – eben diese 99 Männer und Frauen. Bei 94 weiteren Patienten (41 Prozent) verkleinerte sich der Tumor in den vier Monaten um mehr als die Hälfte. Ein großer Teil von ihnen wurde ihn ebenfalls endgültig los, brauchte allerding etwas mehr Zeit dazu.

Nur in drei Fällen kam es zu einem Rückfall.

Bei 39 von den 235 Patienten blieb die Behandlung ohne Erfolg.

Das ist ein Ergebnis, das sich wahrhaftig sehen lassen kann. Denn alles passierte ja ohne Messer, Strahlen, von wenigen Fällen abgesehen auch ohne chemische Präparate. Nur mit Enzymen.

Die Ärzte gingen dabei folgendermaßen vor: Sie zogen zuerst unter örtlicher Betäubung den Erguß aus der Brusthöhle ab. Diese füllten sie anschließend mit 100 Milligramm Enzymen. Das wurde zwei Mal wöchentlich mit insgesamt zehn Ampullen durchgeführt.

Dieselben Erfolge lassen sich übrigens bei der sogenannten Ascites erreichen, einer Bauchwassersucht, bei der sich bis zu 30 Liter karzinöser Flüssigkeit im Bauchraum ansammeln. Wird sie, wie oben geschildert, abgezogen und werden an Ort und Stelle Enzyme gespritzt, dann kann damit diese Krankheit fast immer geheilt werden.

Wie segensreich eine Enzymbehandlung sein kann, das zeigt sich an einer der schlimmsten Krebserkrankungen, dem Bauchspeicheldrüsen-Krebs. Nur 1–2 Prozent der Erkrankten überleben bisher fünf Jahre.

Das Medizinische Enzymforschungsinstitut in Grünwald bei München verfolgt den weiteren Krankheitsverlauf von 112 Patienten mit Bauchspeicheldrüsen-Krebs. Sie werden in Deutschland, Österreich, USA, Mexiko und Jamaica mit Enzymen behandelt. Das bisherige Ergebnis:

Neun Patienten überlebten bisher wenigsten fünf Jahre, einer sogar neun Jahre. Bei 42 Patienten sind seit der Feststellung der Krankheit schon zwei Jahre vergangen, die sie ebenfalls überlebten.

Mit Spritze und Katheder. An der größten Krebsklinik in den USA, der Yama-Klinik, läuft in einer umfangreichen Studie der Versuch, die Enzyme auch in die festen Tumoren hineinzubringen. Dr. Höfer sticht die Geschwulste mit langen Nadeln von außen an und erreicht bisher in 60 Prozent aller Fälle ein völliges Absterben des Tumors. Der Krebs verwandelt sich in totes Gewebe, das stückchenweise sogar abgezogen werden kann. Manche Tumoren verflüssigen sich auch und können ebenfalls herausgezogen werden. Das muß allerdings auch geschehen, denn die Flüssigkeit ist hochgiftig. Schon wenige Milligramm davon töten Versuchstiere.

Das Imponierende auch an dieser Methode: Der Zerstörungs- und Auflösungsprozeß, den die Enzyme durchfüh-

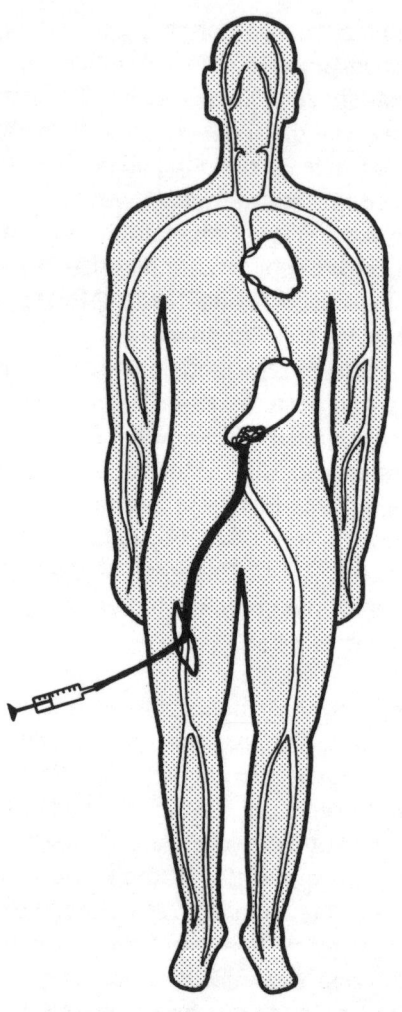

Durch die Hauptschlagader am Oberschenkel wird der Katheder zum Magen geführt. Durch den dünnen Schlauch können dann die Enzyme direkt an die Krebsgeschwulst herangebracht werden.

ren, hört an der Grenze des Tumors auf. Keine gesunde, normale Zelle wird geschädigt oder gar zerstört. Enzyme sind tatsächlich ein spezifisches Krebsmittel: Sie vernichten den Krebs und nur ihn.

An der größten deutschen Krebsklinik, der Jankerklinik in Bonn, wird seit geraumer Zeit eine klinische Untersuchung durchgeführt, wobei die Enzyme ebenfalls lokal in die Tumoren eingebracht werden. Die Ärzte berichten inzwischen über Ergebnisse bei sogenannten »hoffnungslosen Fällen« (Stadium 4), darunter 23 Bronchialkarzinome, 11 Brustkrebserkrankungen, 7 Bauchspeicheldrüsen-Tumoren, ein Knochenkrebs:

In 9 Fällen ist der Tumor objektiv meßbar kleiner geworden.
In 24 Fällen konnte die Remission über ein halbes Jahr lang stabilisiert werden.
In 19 Fällen gab es zumindest eine subjektiv empfundene Besserung.
Nur bei 12 Patienten konnte auch mit einer Enzymtherapie nichts mehr erreicht werden.

Bedenkt man die Schwere aller angeführten Fälle, so darf man gerade hier getrost von einem großen Erfolg sprechen.

In Wien, in der Chirurgischen Abteilung des Krankenhauses Lainz, werden bei Professor Denck noch spektakulärere Experimente vorgenommen: Man schiebt dem Krebskranken durch eine Schlagader einen Katheder bis unmittelbar zum Tumor. Durch den Schlauch, der bis zu zehn Tage liegenbleibt, werden Zytostatika und Enzyme zur Krebsgeschwulst geschickt. Die bisherigen Erfolge sind ermutigend.

Manchmal wird der Katheder unter Röntgensicht von der Hauptschlagader am Oberschenkel zum Magen, manchmal sogar durch das Herz hindurch bis in die Lunge geschoben. Bronchuskarzinome, Dickdarm- und selbst

Bauchspeichelkrebs lassen sich so direkt behandeln. Zurück bleibt allenfalls eine Narbe an der Stelle, an der ursprünglich einmal ein Tumor saß. Und die Methode ist keinesfalls so belastend, wie sich das anhören mag.

An der Universitätsklinik in Graz wagte sich ein Neurochirurg noch einen Schritt weiter. Er schob einen Katheder durch die Halsschlagader zu einem Gehirntumor, um Enzyme auf diesem Weg zu ihm zu bringen. Ebenfalls mit Erfolg. Ein Ausblick, der berechtigte Hoffnungen auslöst.

Anhang

Und so kann man sich mit Enzymen helfen:

Abgesehen von ganz wenigen Enzympräparaten, die grundsätzlich nur in die Hand des Arztes gehören und nur von ihm angewendet werden dürfen, – es handelt sich dabei um Spritzen, Cremes, Zäpfchen, die im akuten Notfall, etwa bei Schwangerschaftsvergiftungen, Herzschwäche, Magengeschwüren oder auch zur schnelleren Aufnahme größerer Flüssigkeitsmengen bei Infusionen hinzugezogen werden – sind alle reinen Enzympräparate ihrer Unschädlichkeit wegen rezeptfrei in der Apotheke zu bekommen.

Es gibt eine ganze Reihe spezieller Mittel:

Magenwirksame Enzympräparate. Sie enthalten in der Regel Pepsin, Salzsäure, eventuell Magenschleimhautextrakt und werden angewendet bei Magenbeschwerden, Schleimhautentzündungen, nach Magenoperationen, bei verminderter Säurebildung im Magen, aber auch bei Appetitmangel, im Alter und nicht zuletzt bei Bluterkrankungen. Man kann Dragees einnehmen, Enzymsaft oder den weithin beliebten Pepsinwein *Blücher-Schering*.
Das bekannteste Magenenzympräparat ist derzeit *Enzynorm*.

Darmwirksame Enzympräparate. Sie passieren den Magen unbeschadet und entfalten ihre Wirksamkeit erst im Darm. Sie enthalten hauptsächlich Pankreatin und werden angewendet, wenn die Bauchspeicheldrüse ungenügend oder gar nicht mehr arbeitet, wenn die Verdauung von Fetten besondere Schwierigkeit bereitet, bei Leberkrankheiten, Blähungen und dergleichen. Es gibt Dragees, Tabletten, Pulver. Das momentan bekannteste Darmenzympräparat: *Pankreatan.*

Magen- und darmwirksame Enzympräparate. Sie enthalten Enzymmischungen, die teilweise schon im Magen, teilweise erst im Darm zur Wirkung kommen und finden Anwendunq, wenn sowohl Magen als auch Darm nicht zufriedenstellend funktionieren, also bei Verdauuungsstörungen, Magenleiden, Leber- und Gallenerkrankungen, Störungen der Bauchspeicheldrüse, nach Magenoperationen. Es handelt sich fast ausschließlich um Dragees, die zu den Hauptmahlzeiten eingenommen werden. Es gibt eine ganze Fülle davon. Derzeit am bekanntesten: *Panzynorm.*

Neben diesen reinen Enzympräparaten und Enzymkombinationen gibt es Medikamente, in denen Enzyme neben anderen Wirkstoffen enthalten sind, die das Präparat unter Umständen rezeptpflichtig machen. Es handelt sich etwa um Medikamente zur Infektionsbekämpfung (Viren und Bakterien).

Enzympräparate zur Wundbehandlung. Hier gibt es hauptsächlich zu unterscheiden zwischen Präparaten, die äußerlich angewendet werden (Salben, Sprays, Puder) und Dragees oder Zäpfchen, die von innen her den Entzündungsherd angehen. Die einen verwendet man nach einer Verletzung oder bei Wunden, die nicht heilen wollen (offene Beine); die anderen kann man ebenfalls zur Behandlung einer Wunde, einer Prellung, Verstauchung anwenden, aber auch schon vor dem sportlichen Einsatz vorbeugend einnehmen, damit im Notfall die Entzündung sofort angegangen wird.

Tennisspieler oder Skiläufer können die besonders beanspruchten Muskelpartien (Unterarm, Waden) vor der sportlichen Betätigung auch einsprühen oder mit einer Enzymsalbe einreiben, damit sich typische Erkrankungen, wie etwa der Tennisellenbogen, nicht entfalten können.
Das derzeit führende Spray (Puder): Trypure Novo. Das Dragee: *Wobenzym.*

Enzyme als Wurmmittel. Das Papain wird in dem Präparat Vermizym gleichzeitig mit einem Abführmittel dazu benutzt, Wurmbefall aus dem Darm zu beseitigen. Ein völlig ungefährliches Mittel, das sich besonders zur Behandlung von Kindern eignet.

Enzyme als Grippe- und Virusmittel. Enzymkombinationen, bestehend aus tierischen und pflanzlichen proteolytischen Enzymen, werden zur Bekämpfung von grippalen Infekten, der Grippe und anderer Virusinfektionen eingesetzt. Sie können sowohl vorbeugend als auch zur Behandlung einer bestehenden Infektion und neben anderen Medikamenten verwendet werden. Besonders bewährt hat sich in diesem Fall: *Wobenzym.*

Enzyme als Krebsmittel. Es sind ebenfalls Enzymkombinationen, die in der Krebstherapie eingesetzt werden (Dragees, Zäpfchen, Klistiertabletten, Salben, Spritzen). Dabei geht es hauptsächlich darum, winzige Krebsgeschwulste und Metastasen zu vernichten. Die Enzyme werden deshalb in der Regel neben anderen Krebsmitteln zusätzlich eingesetzt, sind aber auch in der Krebsnachbehandlung sehr wichtig. Sie können mit beginnendem Alter sogar vorbeugend genommen werden. Das spezielle Enzympräparat für die Krebstherapie: *Wobe-Mugos.*

Quellen und Literatur

R. Abderhalden: Klinische Enzymologie (Thieme Verlag, Stuttgart, 1958).

D. Agostino, E. E. Cliffton: Fibrinogen levels and pulmonary metastases in rats (Arch. Path. USA 87, 141, 1969).

T. Astrup: Biologie des Plasmins (Schattauer-Verlag, Stuttgart, 1967).

W. Bartsch: Proteolytische Enzyme in der Behandlung von Herpes Zoster (Der informierte Arzt, 10, 1, 1974).

M. von Berniczey: Fermentsubstitution bei postoperativen Verdauungsstörungen in der Chirurgie (Die Medizinische Welt 26, 209, 1975).

E. E. Cliffton: Fibrinolysis treatment of cancer (Int. Symposium: Therapeutische und experimentelle Fibrinolyse, 1969).

H. Keim, S. Al-Yousef, K. Wachter: Methode zur Milderung der Lymphstauung am Arm nach Behandlung des Mammakarzinoms (Röntgenberichte 1, 45, 1972).

K. Maehder: Enzymtherapie venöser Gefäßerkrankungen (Die Arztpraxis 2, 1978).

W. Pfeiffer: Therapeutische Möglichkeiten mit proteolytischen Enzymen (Ärztliche Praxis 45, 2471, 1963).

K. Ransberger, M. Wolf: Enzymtherapie des Krebses (Vortrag, gehalten beim X. Internationalen Cancer Congress, 1970, Houston, Erfahrungsheilkunde, 1, 1971, 14)

J. Ries, H. Ludwig, W. Appel: Antikoagulantien bei der Strahlenbehandlung weiblicher Genitalkarzinome (Die Medizinische Welt 19, 2042, 1968).

O. Rokitansky: Zur Enzymtherapie maligner Tumoren (Ärztliche Praxis, 24, 2307, 1972).

D. Schmähl: Experimentelle Grundlagen der Tumormetastatisierung (Krebsforschung und Krebsbekämpfung, 6, 176, 1967).

G. Stojanov: Proteolytische Enzyme und Krebs (Krebsarzt 6, 374, 1968).

M. Wolf, K. Ransberger: Enzymtherapie (Maudrich Verlag, Wien, 1970, Vantage Press, New York, 1972).

Register

Kurt Allgeier
Arteriosklerose ist heilbar
Ein ECON-Ratgeber der neuen Heilmethoden
128 Seiten, Zahlreiche Abbildungen, Pappband

»125 000 Schlaganfälle und 200 000 Herzinfarkte gibt es jedes Jahr in der Bundesrepublik. Diese Zahlen übertreffen selbst die Krebserkrankungen. Ursache: Arteriosklerose. Daher ist es so wichtig, aus diesem Ratgeber vor allem die Risikofaktoren der mörderischen Krankheit zu erfahren, wie Bluthochdruck, Übergewicht, Bewegungsmangel.«
vital

Jeder vierte Bürger der Bundesrepublik stirbt laut Totenschein an Herz- und Kreislaufversagen. Hintergrund dieser erschreckenden Zahlen, die selbst die Krebserkrankungen übertreffen, ist die Arteriosklerose.
Dieser ECON-Ratgeber zeigt, was Arteriosklerose ist, wie man ihr selbst vorbeugen und das Schlimmste verhindern kann, und welche Möglichkeiten der ärztlichen Behandlung es gibt.
Vor dem Hintergrund des aufsehenerregenden Ärzte-Kongresses in Münster, der sich ausschließlich mit dieser gefährlichsten aller »modernen« Krankheiten befaßte, werden dem Leser die neuesten Erkenntnisse der Medizin vermittelt und die dringend notwendigen Maßnahmen zur sinnvollen Selbsthilfe und Vorbeugung aufgezeigt. Vor allem aber wird ein Ergebnis dieses Kongresses deutlich herausgestellt: daß nämlich arteriosklerotische Erkrankungen heilbar sind – im Gegensatz zur weitverbreiteten Annahme auch vieler Mediziner.

ECON-Verlag   ·   Postfach 9229   ·   4000 Düsseldorf 1